DE

LA PHYSIOLOGIE PATHOLOGIQUE

DE

LA FIÈVRE TYPHOÏDE

ET DES

INDICATIONS THÉRAPEUTIQUES QUI EN DÉRIVENT

PAR

Le Dʳ DUBOUÉ (de Pau),

Ancien interne des Hôpitaux de Paris.

PARIS

V. A. DELAHAYE ET Cᵉ, LIBRAIRES-EDITEURS

PLACE DE L'ÉCOLE-DE-MÉDECINE

—

1878

DE LA PHYSIOLOGIE PATHOLOGIQUE

DE

LA FIÈVRE TYPHOÏDE

ET DES

INDICATIONS THÉRAPEUTIQUES

QUI EN DÉRIVENT

OUVRAGES DE L'AUTEUR

Essai sur l'expérimentation thérapeutique. Thèse inaugurale; Paris, 1859.

Étude clinique sur un signe peu connu pouvant servir au diagnostic des fièvres larvées paludéennes. (Moniteur des Sciences ; Paris, 1861).

Nouvelles recherches sur le diagnostic des fièvres larvées paludéennes. (Moniteur des Sciences ; Paris, 1862).

Mémoires sur l'emploi d'un nouveau procédé autoplastique ou à lambeaux dans l'opération de la fistule vésico-vaginale. (Mém. de la Soc. de chir., t. VI, 1865.)

De l'hématocèle utéro-ovarienne extra-péritonéale. (Bull. de la Soc. de chir., 1865, t. VI, 2° série.)

Note sur deux cas de hernie étranglée. (Bull. de la Soc. de chir., 1865, t. VI. 2° série.)

De l'impaludisme. (1 vol. gr. in-8, Alexandre Coccoz, édit.; Paris. 1867).

Sur un procédé nouveau de l'opération du phimosis. (Procédé du fil conducteur). Bull. de la Soc. de chir., 1869, t. X, 2° série.

Note sur l'emploi et les bons effets du tannin dans la pleurésie, et notamment dans la pleurésie chronique purulente. (Gaz. hebd. de méd. et de chir.; Paris, 1872).

De l'odeur acide de l'haleine, comme signe du diabète. (Bull, de la Soc. de chir., 1872, t. I, 3° série).

Observation de grossesse extra-utérine, gastrotomie, guérison, fistule intestinale au niveau de l'ombilic. (Archiv. de Tocologie; Paris, 1874).

De l'action du sulfate de quinine sur l'utérus. (Annales de Gynécologie ; Paris, 1874).

De quelques principes fondamentaux de la thérapeutique. Applications pratiques. Recherches sur les propriétés du sulfate de quinine, de l'eau froide, de l'arsenic, du seigle ergoté, du tannin et du permanganate de potasse, de la pathogénie des lésions morbides et du traitement rationnel du choléra : in-8 de 156 pages, 1876.

Des bons effets du tannin dans un cas de vomissements incoercibles pendant la grossesse ; in-8, 1878.

DE

LA PHYSIOLOGIE PATHOLOGIQUE

DE

LA FIÈVRE TYPHOÏDE

ET DES

INDICATIONS THÉRAPEUTIQUES QUI EN DÉRIVENT

PAR

Le Dr DUBOUÉ (de Pau),

Ancien interne des Hôpitaux de Paris.

PARIS

V.-A. DELAHAYE ET Ce, LIBRAIRES-EDITEURS.

PLACE DE L'ÉCOLE-DE-MÉDECINE.

—

1878

PRÉFACE.

Il y a un peu moins d'une année, j'avais sur la physiologie pathologique de la fièvre typhoïde des notions très-probablement moins étendues que celles que possédait le commun des médecins et, si ce n'était l'importance que j'attachais à de pareilles études, je pourrais dire que le hasard seul m'a conduit à m'occuper des recherches que je développe dans ce travail. Quoi qu'il en soit, et malgré les lacunes que j'y trouve moi-même, j'ose me flatter de croire que ce travail, *à la longue*, pourra ne pas être entièrement dénué d'utilité.

Il est regrettable toutefois que ces recherches n'émanent pas d'un de ces hommes dont la parole et les écrits fassent autorité; car un inconnu risque fort d'être assez mal compris ou plutôt de l'être avec une certaine malice, quelque genre d'aveu qu'il lui arrive de faire. S'avise-t-il, par exemple, de céder à ce sentiment de bienséance par lequel il se croit obligé à ne pas trop exalter ses propres œuvres; déclare-t-il en conséquence en toute sincérité que le premier venu pourrait en faire autant: on peut lui répondre qu'il n'y a en effet rien d'étonnant que

le premier venu puisse accomplir pareil prodige.
Cède-t-il, au contraire, à ce besoin qu'a tout homme,
à un moment donné, d'exprimer sans réticence ce
qu'il pense ou ce qu'il a appris sur tel ou tel sujet ;
lui arrive-t-il d'avancer, dès lors, que les questions
qu'il a traitées sont réellement très-importantes et
que la solution qu'il propose doit avoir un retentis-
sement utile sur la pratique médicale : il s'expose à
être mal jugé et à passer pour ce qu'il n'a jamais été.

Comment faire pourtant, quand on est sûr de son
affaire, tout en n'étant que le premier venu, comment s'y prendre pour persuader à ses confrères ce
qu'on croit être la vérité, à savoir que la besogne
qu'on a faite est réellement très-profitable et que
semblable besogne est néanmoins à la portée de tout
médecin qui, avec quelque bon sens et beaucoup de
travail, ne perdra pas de vue la question qu'il étudie?
Comment faire, d'autre part, pour ne pas indiquer
cette voie féconde aux médecins de bonne volonté,
lorsqu'on sait que l'assurance du succès est ce qui
peut lé mieux centupler leurs forces et les conduire
plus vite à ce succès? Comment se taire enfin, quand
on voit toute l'immensité de la tâche à accomplir,
et qu'on connaît le prix des grands efforts collec-
tifs? Si bien doué qu'il soit, un seul homme non-seulement ne saurait prétendre à tout faire; mais il y aurait
danger pour lui et pour son œuvre qu'il voulût trop
entreprendre. L'aliment intellectuel est comme beaucoup d'autres : il est mal digéré et ne profite pas,
quand il est pris en excès. Je reste convaincu, pour

ma part, que, parmi les hommes d'une très-haute valeur qui honorent notre profession, beaucoup feraient plus et de meilleurs travaux, s'ils avaient la sagesse de savoir borner leurs connaissances. Il n'est donné qu'à un très-petit nombre d'hommes de pouvoir tout faire excellemment, et ces sortes de génies finissent par se consumer eux-mêmes ; ils meurent à la tâche, comme notre grand Bichat, pour avoir trop présumé de leurs forces physiques, sinon de leur intelligence.

Rechercher la filiation des lésions et des symptômes pour chacun des innombrables agents morbides qui peuvent envahir le nombre non moins considérable d'*organismes vivants*, c'est là une entreprise gigantesque, il est vrai, mais qui devient possible, avec le concours de toutes les intelligences. Que dis-je? Pour ne parler que de notre profession, si, parmi les médecins capables de s'y livrer avec profit, la dixième partie d'entre eux voulait se consacrer à des études de physiologie pathologique, au bout de quelques années, il ne resterait plus qu'à glaner pour leurs successeurs, tant est grande la puissance du travail qui s'accumule et se transmet, sans jamais se détruire.

C'est à dessein que j'ai fait allusion à la nécessité d'étendre ces recherches de physiologie pathologique à *tous les organismes vivants* et non au corps de l'homme exclusivement. Quelle lumière ne pourrait pas rejaillir de ce vaste laboratoire de physiologie comparée, pour l'étude de la physiologie de l'homme!

Les investigations les plus approfondies devraient donc être dirigées dans ce sens, par les hommes les plus compétents, chez les animaux domestiques et les plantes usuelles ou autres.

Les grandes épizooties ou les épiphyties qui porent sur les plantes alimentaires sont de véritables fléaux pour l'homme, d'où il suit que travailler pour l'extension de nos connaissances scientifiques, c'est toujours travailler pour le bonheur de nos semblables. Quand un de ces fléaux menace d'une ruine prochaine de grandes étendues de population (et nous en avons vu plusieurs de nos jours : la peste bovine, la maladie des vers à soie, l'oïdium, le phylloxera, etc.), tous les philanthropes s'émeuvent avec raison et poussent, par tous les moyens possibles, à la découverte d'un *remède* contre chacun de ces fléaux. Or, il y a, dans cette tendance des particuliers riches et des gouvernements, plus de générosité d'âme que d'appréciation exacte du vrai rapport des choses et par conséquent de la meilleure marche à suivre pour conjurer ces fléaux. On n'obtiendra presque jamais, par décret ou ordonnance, *la découverte d'un remède quelconque* et, les gens les plus instruits étant ceux qui comprennent le mieux cette vérité, on les écarte de la lutte par un pareil appât, et l'on conserve les concurrents les moins dignes de résoudre ces problèmes difficiles.

Non, si l'on veut faire naître des travaux réellement profitables, qu'on pousse partout au développement de la physiologie pathologique ; qu'on pro-

mette, par exemple, une très-belle récompense à
celui qui aura le mieux indiqué à la fois les différents
modes d'introduction du phylloxera dans les organes
de la vigne, la série et l'ordre de filiation des désordres de tout genre qu'il fait développer dans les organes de la plante. Que, par surcroît, on dote d'une
nouvelle récompense celui qui aurait débarrassé la
vigne de ce mal, rien de mieux; mais qu'on cherche
surtout à attirer dans la lice les hommes les plus
compétents, en leur présentant la question comme
elle doit être posée, en leur demandant une chose
possible, utile et raisonnable.

Il ne s'agit pas là d'une digression oiseuse, malgré les apparences, car ce problème de physiologie
se pose de la même façon pour l'étude des agents
morbides qui peuvent assaillir le corps de l'homme.
Toute question de thérapeutique (de thérapeutique
rationnelle, bien entendu) se décompose en deux
éléments bien distincts : le premier concerne la physiologie de l'agent morbide, et le second regarde
uniquement la physiologie des divers agents qui
engendrent dans l'organisme des effets tout opposés
à ceux de l'agent morbide. Or, on peut arriver à la
connaissance du premier de ces éléments, sans que
celle du dernier (la plus utile néanmoins) s'ensuive
nécessairement. Mais il n'en est pas moins vrai que
telle est la marche logique qu'il faut non-seulement
respecter, mais même encourager. Il peut très-bien
arriver qu'un homme vienne à profiter d'un travail
bien fait de physiologie pathologique, pour trou-

ver le meilleur agent curateur contre tel ou tel agent morbide. Or, c'est celui-là seul que les philanthropes récompensent ou veulent récompenser, sans nullement s'occuper de celui qui prépare les voies et perce de larges routes dans une forêt vierge.

La conclusion la plus nette qui ressort de ces prémisses, c'est qu'on ne suit jamais mieux son intérêt qu'en s'attachant à ne pas quitter la voie désintéressée de la science pure. Ce n'est pas à des médecins qu'on doit tenter d'apprendre que telle est aussi la marche la plus sûre pour se guider dans la pratique. Aujourd'hui qu'il est mort, on peut le dire sans flatterie et en toute justice : Claude Bernard est le médecin de nos jours qui ait le mieux éclairé la pratique médicale. Pourquoi? Parce qu'il a recherché la vérité pour elle-même et non pour les seuls avantages qu'elle donne.

Pau, le 15 juillet 1878.

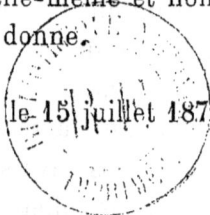

H. Duboué.

DE

LA PHYSIOLOGIE PATHOLOGIQUE

DE

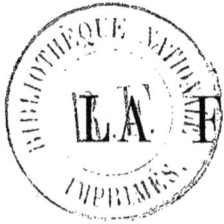

LA FIÈVRE TYPHOÏDE

ET DES

INDICATIONS THÉRAPEUTIQUES QUI EN DÉRIVENT

§ Ier. — De la physiologie pathologique propre-
ment dite ou de la pathogénie des lésions et
des symptômes de la fièvre typhoïde.

Les questions de physiologie pathologique, étudiées avec un soin minutieux, sont de celles qui
doivent captiver et qui captivent, en effet, au plus
haut degré, l'esprit du médecin. Car, envisagée
dans son ensemble, tant en médecine qu'en chirurgie, la physiologie pathologique, ou, ce qui revient
au même, la pathogénie des lésions et des symptômes, n'est autre chose qu'une forme perfection-

1

née de l'art du diagnostic. Tandis que ce dernier se
borne à signaler les caractères des désordres organiques et fonctionnels produits par tel ou tel agent
morbide et à indiquer de la sorte le rang que cet
agent occupe dans le cadre nosologique, la pathogénie suit pas à pas l'ordre de développement des
lésions et des symptômes dans chaque affection
morbide, pour mieux en montrer la filiation, le siége
et l'importance respective.

L'intérêt qui s'attache à une pareille étude, loin
d'être purement spéculatif, se traduit dans la pratique par une action des plus sûres et des plus bien-
faisantes. Il n'y a pas de meilleur guide, en effet,
pour la thérapeutique que la pathogénie bien faite,
celle qui repose sur l'observation scrupuleuse des
phénomènes morbides et sur l'analogie que ceux-
ci peuvent offrir avec d'autres, plus anciennement
connus et susceptibles d'une interprétation facile et
rationnelle. De même, inversement, il n'y a pas de
flambeau qui éclaire plus vivement la pathogénie
qu'une bonne thérapeutique, c'est-à-dire une thérapeutique à laquelle une observation rigoureuse
et impartiale a permis d'assigner, dans tel cas
donné, une efficacité réelle et incontestable. L'agent
morbide et l'agent thérapeutique parcourent la
même route en sens inverse, quoique avec des forces
souvent très-inégales, ou, si l'on aime mieux, ils ont
des allures tout à fait contraires, l'un s'attache à faire
tout l'opposé de l'autre, ils sont en un mot *anta-
gonistes*. Dès lors, savoir la direction du premier,

c'est connaître le trajet suivi par le second : les bienfaits de l'un nous dévoilent les méfaits commis par l'autre et réciproquement. Or, c'est la pathogénie, laborieusement édifiée, qui nous révèle cette double connaissance si importante au clinicien, la pathogénie n'étant elle-même qu'une forme déguisée de la physiologie générale.

Si on tient à apprécier avec certitude les diverses conditions de la lutte qu'il s'agit d'opposer à tout agent morbide, pour rendre cette lutte réellement avantageuse aux malades, qu'on se représente tout corps vivant un peu compliqué et le corps humain au premier rang, comme un vaste monument à plusieurs étages subdivisés eux-mêmes en une multitude de pièces, petites et grandes, toutes de destination différente et auxquelles on aboutit par des ouvertures sans nombre, les unes intérieures et les autres extérieures. On aura une idée vraie, quoique encore imparfaite, des efforts gigantesques qu'il a fallu et qu'il faut incessamment déployer, dans cette lutte acharnée, si l'on songe qu'il n'est pas, dans cet immense monument, une seule ouverture extérieure par laquelle une foule innombrable d'ennemis, c'est-à-dire d'agents morbides, ne puissent s'introduire ou ne s'introduisent chaque jour, qu'il n'y a pas davantage de recoin si caché qui n'ait été maintes fois le théâtre de tentatives de destruction, de la part de presque tous les êtres malfaisants qui sont parvenus à s'y établir.

Cette comparaison, tout en montrant, sous leur

aspect véritable, les difficultés de la thérapeutique auxquelles on doit se préparer bien longtemps d'avance par la réflexion et par l'étude, n'a d'autre but que d'indiquer la marche à suivre, non pas pour *préserver* les corps vivants de toute atteinte, rôle aussi difficile qu'élevé qui appartient à *l'hygiène*, mais pour réparer les désordres qui ont pu s'y produire, sous l'influence de tel ou tel agent morbide. N'est-il pas évident, par exemple, qu'on n'a encore accompli qu'une faible partie de sa tâche, quand on est parvenu, par le diagnostic, à distinguer les assaillants les uns des autres? Ne faut-il pas, par une étude plus approfondie, étudier les mœurs et les habitudes de chacun de ces assaillants, connaître le point précis par lequel il pénètre dans l'organisme, ne doit-on pas s'attacher à le suivre dans tout le trajet qu'il y parcourt, pour savoir d'avance quelles sont les parties de cet organisme délicat qu'il faut plus particulièrement fortifier et défendre, quels sont les moyens à adopter, pour organiser une sérieuse résistance et ne jamais se laisser prendre à l'improviste? Et, si cette étude préliminaire repose sur des données fausses ou incomplètes, s'il en est de même de celle qui s'occupe des propriétés physiologiques des agents thérapeutiques, doit-on s'étonner qu'on n'obtienne pas des effets précis et rigoureux, que les médecins ne s'entendent pas, sur la valeur à attribuer à telle ou telle médication?

Que l'on veuille bien comparer ce qui se fait, tous les jours, en chirurgie, et l'on verra que la certitude frappante, obtenue si souvent dans la prévision des effets thérapeutiques, provient uniquement de ce que la pathogénie y est étudiée avec un soin extrême et qu'elle sert de base au traitement. Quels plus beaux modèles à suivre que ceux qui nous sont donnés par l'étude du mécanisme des fractures et des luxations, ou par celle des étranglements herniaires ou encore par l'étude des infiltrations urineuses ou de la migration des collections purulentes, au milieu des tissus où elles ont pris naissance ! Là, tout, ou presque tout, est satisfaisant pour l'esprit : on suit l'agent morbide, à la piste, dans toutes les évolutions qu'il accomplit, et l'on sait par conséquent comment on doit s'y prendre, tant qu'il en est temps encore, pour remédier, à un moment donné, au mal qu'il a produit. L'angioleucite au début réclame le repos, seul ou aidé de la compression du membre ; plus tard, quand elle a donné lieu à de la suppuration, elle exige l'ouverture des abcès formés sur le trajet des lymphatiques ; un peu plus tard enfin, quand tous les tissus se trouvent désorganisés par de vastes foyers purulents, il ne reste plus qu'une ressource, c'est de pratiquer l'amputation dans les parties restées saines. Dans ce cas, comme dans beaucoup d'autres, y a-t-il deux manières de voir, pour apprécier les indications à remplir ? Non, assurément. Et pourquoi ? Parce que l'on connaît, d'une façon précise, les diverses étapes parcourues par l'angioleucite livrée à elle-même et qu'il devient dès lors possible de l'arrêter, après l'une ou

l'autre de ces étapes, bien entendu avant qu'on soit
arrivé à la dernière. Est-ce la diversité des moyens
employés qui fait briller la chirurgie ? Pas davantage. La chirurgie, comme l'étymologie de son nom
l'indique, fait simplement œuvre de ses mains, et
s'il est un reproche qu'elle mérite parfois, c'est celui
de ne pas croire à beaucoup d'autres choses qu'à
ses mains. En cela, elle est véritablement théra-
peutiste, comme nous le montrerons un peu plus
loin, la thérapeutique consistant, pour beaucoup
trop de ses adeptes, à n'avoir quelque confiance
qu'en ce qu'ils font eux-mêmes, et à n'en avoir aucune en ce que font les autres.

Personne ne s'est donc avisé de reprocher à la
chirurgie la simplicité de ses moyens d'action, pas
plus que les applications variées auxquelles elle les
adapte chaque jour. La force, le fer, le feu et très-
peu de chose en plus : voilà tout son bagage. Mais
quel admirable usage elle en sait faire ! Ce qui fait
réellement la supériorité de la thérapeutique chirurgicale, ce qui fait surtout que cette supériorité
frappe les yeux les moins clairvoyants, c'est que,
dans cette branche de l'art de guérir, on s'est habitué de bonne heure à prendre la physiologie pathologique pour guide de toute intervention active.
Quel est donc l'esprit sensé qui serait tenté de s'opposer à ce qu'on voulût en faire autant en médecine ?
Quant à ceux qui croiraient qu'on en sait assez long
sur cette matière, ou qui, voulant être des hommes
pratiques, n'ont hâte que de débarrasser la science

des théories qui viennent l'encombrer, qu'ils veuillent donc se donner la peine de nous expliquer comment s'enchaînent les lésions et les symptômes, dans les fièvres éruptives, dans la tuberculose, la rage, le cancer et tant d'autres affections morbides que les praticiens de tous les pays sont appelés à soigner journellement. Qu'ils nous montrent encore les traitements dignes de confiance qu'ils savent diriger contre ces diverses affections, soit pour en modifier sûrement le cours, soit simplement pour en atténuer les dangers. Non, les vérités ne changent pas, suivant qu'on en envisage les applications dans telle ou telle branche d'une même science. Ce qui est vrai en chirurgie doit être vrai en médecine : tant vaut la pathogénie, tant vaut la thérapeutique.

Mais, si on est bien pénétré des difficultés de semblables études, on n'est guère tenté d'éparpiller ses forces, en voulant toutes les connaître à la fois ; on s'attache plutôt à circonscrire ses recherches sur tel ou tel point donné, sans se refuser pourtant à regarder un peu plus loin que son sujet et à se guider sur des analogies, puisées à différentes sources. Ce n'est même pas toujours la volonté de l'observateur qui décide du choix de ses investigations. C'est tantôt une idée qu'il n'a fait qu'entrevoir et qu'il veut contrôler qui l'entraîne malgré lui, vers un but déterminé ; c'est tantôt une question qu'il a scindée, pour la commodité de l'étude et qu'il reprend à son heure, quand il veut y porter l'analyse un peu plus loin.

Il y a plus : le moyen d'aller vite en besogne ne consiste pas, dans ce genre d'occupations, à vouloir trop se presser. Car, une vérité péniblement acquise (petite ou grande, peu importe), nous en fait entrevoir une autre que nous n'aurions jamais soupçonnée, si nous n'avions pas eu, dans la première, cette confiance légitime que donne l'habitude du travail sérieux à faible dose. Il en résulte qu'à mesure qu'on avance dans une voie de recherches, on est à chaque instant frappé par des aperçus nouveaux ; de théorème en théorème, l'esprit chemine lentement mais sûrement, à travers tous les obstacles et se trouve tout étonné lui-même de pouvoir aborder des questions où il n'aurait jamais atteint en voulant aller trop vite.

Après ce trop long préambule, j'aborde la question principale qui fait l'objet de ce travail, l'étude de la pathogénie des lésions et des symptômes de la fièvre typhoïde.

Le point de départ de ces recherches remonte déjà à plus de trois années, et c'est faute de temps et aussi d'une préparation suffisante, que je n'ai pas pu les aborder jusqu'à ce jour. Elles sont de celles, en effet, qui ne s'improvisent pas et qu'on n'enlève pas de haute lutte. Tout en me croyant autorisé à penser qu'elles peuvent porter quelque lumière, dans une question pleine d'obscurités jusqu'à ce jour, je n'ignore pas toutes les lacunes qui s'y trouvent. Je ne veux revendiquer d'autre mérite que celui de les avouer avec franchise, au fur et à mesure qu'elles

s'offriront à notre examen. Quoique je me sois livré
à des recherches bibliographiques assez étendues,
comme on pourra s'en convaincre par les nombreuses citations que j'aurai successivement à invoquer, je ne doute pas que bien des documents importants ne m'aient échappé, malgré le vif désir
que j'ai eu d'être aussi complet que possible. C'est
là d'ailleurs une lacune impossible à combler, pour
ceux qui résident loin des grands centres intellec-
tuels et ne peuvent pas disposer, par conséquent, de
ressources bibliographiques suffisantes.

C'est l'étude de la pathogénie du choléra qui m'a
conduit à celle de la pathogénie de la fièvre typhoïde.
Je ne crois pas devoir rappeler ici, même en l'abré-
geant, la théorie que j'ai cru pouvoir émettre sur la
filiation des lésions et des symptômes, dans le choléra. Je ne le fais pas, parce que je crois qu'il est
tout à fait inutile d'en reproduire l'ensemble, pour
faire comprendre ce qui se passe dans la fièvre typhoïde et qu'on n'a d'excuse à se citer soi-même que
lorsqu'on y est contraint par une nécessité absolue.

Il est une proposition cependant que je dois en
détacher, parce qu'elle a servi de point de départ
à ces recherches. Cette proposition, heureusement,
n'exprime pas, comme on va le voir, ma seule opinion personnelle et d'ailleurs elle est, j'ose le dire,
d'une évidence telle que personne ne sera tenté de
la révoquer en doute. Elle consiste en ceci : que les
accidents de la période de réaction doivent être at-
tribués principalement à l'altération qu'ont subie

les globules du sang, par suite de leur séjour plus
ou moins prolongé, dans les capillaires, durant la
période algide. Cette opinion a été émise, en effet,
par M. Hayem (1) qui en tirait avec raison cette
conclusion pratique, à savoir : que, dans la période
algide du choléra, il ne faut pas tolérer une trop
longue immobilité des hématies et des leucocytes
dans les capillaires généraux, qu'il ne faut pas, par
conséquent, recourir trop tard aux injections veineuses, si on veut qu'elles soient efficaces et que
les globules altérés ne deviennent pas rapidement
la cause d'un empoisonnement général.

L'autorité de mon savant ami, M. Hayem, suffi-
rait assurément à mettre cette proposition hors de
doute. Mais, j'ajoute que celle-ci n'aurait pas besoin
d'être défendue ; car, il suffit d'avoir vu un seul cholérique, *à distance*, sans qu'il soit par conséquent
nécessaire de le disséquer, pour savoir que tous ses
capillaires sont farcis de globules, lesquels donnent
à la peau cette couleur particulière. D'un autre
côté, les globules du sang étant faits pour circuler,
il est facile de comprendre qu'ils puissent et doivent s'altérer, à la suite d'une immobilité prolongée.
Au reste, il ne s'agit pas là d'une altération hypothé-
tique ; M. Hayem et beaucoup d'autres observateurs
ont vu les globules du sang se créneler, acquérir
une viscosité très-prononcée et se segmenter gra-

(1) Bullet. et mém. de la Soc. méd. des hôp. de Paris, t. X,
2ᵉ série, 1875.

duellement, au point que ceux-ci deviennent mé-
connaissables. La période de réaction fait défaut
chez un grand nombre de cholériques, soit parce
que la période algide est relativement assez courte,
soit parce que les modifications des globules sont
plus faciles à se produire chez certains sujets que
chez d'autres. Mais, lorsque ces accidents tardifs du
choléra viennent à se montrer, il n'est pas douteux
qu'ils ne soient dus à cette altération particulière
des globules.

En quoi consistent donc ces accidents? On les a
appelés accidents *typhoïdes* de la période de réaction,
en raison de la ressemblance qu'ils offrent avec
les symptômes de la fièvre typhoïde et qui sont
caractérisés principalement par de la stupeur, du
délire et des phénomènes congestifs, du côté de
tous les organes importants. Ce n'est pas là une ressemblance parfaite assurément; elle est assez grande
cependant pour qu'on ait cru devoir les désigner
d'un mot par l'épithète : *typhoïdes*.

Partant de cette première donnée, j'ai voulu me
rendre compte plus complètement de l'analogie qui
pouvait exister, entre les symptômes de ces deux
affections morbides. Et, comme dans le choléra,
d'après les raisons que je viens d'exposer, les phénomènes typhoïdes observés sont dus à la stagnation et à l'altération consécutive des globules sanguins dans les capillaires, je me suis demandé, en
premier lieu, si cette même cause secondaire se
montrait dans la fièvre typhoïde, si, en d'autres

termes, les globules sanguins étaient exposés, pour
une raison ou pour une autre, à stagner dans les
capillaires et par suite à subir l'altération ci-dessus
mentionnée.

Or, cela revient encore à se demander s'il existe
des congestions d'organes dans la fièvre typhoïde.

Posée en ces termes, la question est des plus faciles à résoudre, pour tout médecin qui a fait quelques autopsies de fièvre typhoïde ; car, il n'y a pas
un organe important, il n'y a même pas, pour ainsi
dire, une seule partie du corps qui ne soit ou ne
puisse être le siége de congestions plus ou moins
vives ; la peau elle-même revêt, dans bien des cas,
une teinte cyanosée qui, sans être de beaucoup aussi
prononcée qu'elle l'est dans le choléra, n'en devient
pas moins appréciable. Et, ces congestions qu'on
observe, à toutes les périodes de l'affection confirmée, apparaissent de très-bonne heure, dès que la
fièvre a commencé à se développer. Voici ce que
disent en effet MM. Cornil et Ranvier (1), en parlant des lésions intestinales : « Dans la première
période, qui dure ordinairement de quatre à cinq
jours, *la muqueuse est congestionnée*, sécrète une plus
ou moins grande quantité de liquide diarrhéique. »
Pour ne pas m'en tenir, d'ailleurs, au terme vague
de *congestion*, j'ajouterai la citation suivante des
mêmes auteurs, page 839: « Elle (la couche profonde de la muqueuse) est parcourue par des *vais-*

(1) Manuel d'histol. pathol., p. 835.

seaux qui sont considérablement distendus et remplis
par des globules rouges et des globules blancs. »

Voici donc un fait bien établi, c'est que, dans sa
période d'état, la fièvre typhoïde donne lieu, comme
le choléra, à la stagnation des globules sanguins
dans les capillaires : il importe peu, d'ailleurs, que
cette stagnation arrive plus ou moins rapidement dans
les deux cas. Voyons maintenant si ce même phénomène se produit, pendant la période prodromique.

Mais, je ferai remarquer préalablement que, dans
les questions de pathogénie, comme dans celles qui
ont trait au diagnostic, on doit se servir, pour arriver à la vérité qui est en définitive le but suprême
qu'on recherche, on doit se servir non-seulement
des données de l'anatomie pathologique, mais encore des procédés d'induction qui ne doivent être
déplacés dans aucune science, si on se borne à les
employer à propos et qu'on ne consente jamais à
torturer les faits, pour les plier à un raisonnement
quelconque. D'un autre côté, si on veut étudier avec
fruit la pathogénie, ou, si l'on aime mieux, la physiologie pathologique d'une affection morbide, on ne doit
pas scinder arbitrairement cette affection en deux ou
trois tronçons, pour examiner l'un à l'exclusion de tel
ou de tel autre. Pour ne plus trop nous écarter de l'objet de ce travail, pourquoi tous les auteurs de pathologie se bornent-ils à signaler, par exemple, l'existence d'une période prodromique dans la fièvre typhoïde, sans aucunement chercher à interpréter les
phénomènes morbides qui s'y observent ? Pourquoi

surtout font-ils partir seulement la fièvre typhoïde du
moment où la fièvre commence à apparaître ? Est-ce
que cette période prodromique n'existe pas, plus ou
moins longue, dans la plupart des cas ? Et de quel
droit la biffer d'un trait de plume, sous prétexte que
l'anatomie pathologique ne nous a permis de rien y
voir jusqu'à ce jour? Autant vaudrait se priver d'un
auxiliaire, quand on ne peut pas avoir celui qu'on
veut. C'est comme si on voulait sérieusement refuser
à un aveugle la faculté de distinguer par le toucher
un corps vivant d'une statue qui représenterait exactement la forme de ce corps. Non, rien ne doit être
dédaigné, quand il s'agit d'arriver à la vérité et
surtout en médecine clinique où la vérité, trouvée
de bonne heure, équivaut si souvent au salut des
malades, selon l'axiome : *Principiis obsta*.

Il est temps de revenir à la question que nous
n'avons fait qu'aborder, à savoir si la stase sanguine, observée dans la période d'état de la fièvre
typhoïde, commence à se produire, durant la période prodromique. La question peut se poser autrement et l'on peut se demander, l'anatomie pathologique étant muette, ce qui devrait advenir, dans le
cas où cette stase sanguine se produirait réellement.
Il arriverait sans nul doute qu'un plus ou moins
grand nombre de globules rouges (on peut ici faire
abstraction des globules blancs dont les fonctions
sont moins connues), séjournant plus qu'il ne le
faudrait dans les capillaires, iraient moins souvent
au poumon renouveler leur provision d'oxygène et;

pour peu que cette stase sanguine se prolongeât et portât, à plus forte raison, sur un nombre de plus en plus grand de globules, il arriverait encore que l'individu ne tarderait pas à subir un commencement d'*asphyxie*.

Or, quels sont les symptômes de l'*asphyxie*? Et, pour qu'on ne puisse pas nous reprocher de nous perdre dans des abstractions, prenons quelques types d'asphyxie et voyons quels sont les principaux symptômes qui ont été notés :

« Les individus qui respirent cette vapeur, dit Grisolle (1), à l'article : *Empoisonnement par l'acide carbonique*, éprouvent de l'anxiété précordiale, des *vertiges, des bourdonnements d'oreille, des troubles de la vue, puis ils tombent.* »

Et plus loin (2) :

« Les individus placés dans une chambre dans laquelle du charbon est en ignition éprouvent d'abord *de la pesanteur de tête, puis une céphalalgie vive avec sentiment de compression vers les tempes* ; ils ont *des vertiges, des bourdonnements d'oreille et une grande propension au sommeil. Bientôt la vue se trouble*; ils ont des palpitations ; la respiration est pénible, elle s'accompagne d'une grande anxiété et de sentiment de compression très-pénible derrière le sternum. »

(1) Traité élém. et prat. de path. int., t. II, p. 55. Paris, 1852, 5º édit.
(2) Loc. cit., p. 56.

Et ailleurs (1) :

« *Le gaz de l'éclairage* peut tuer lors même qu'il se trouve, par rapport à l'air atmosphérique, dans une proportion inférieure d'un onzième. Il agit d'abord sur le système nerveux, et plus tard sur l'appareil respiratoire : ainsi les individus éprouvent de la *céphalalgie*, des *vertiges*, des nausées, des vomissements et un *affaissement considérable* ; bientôt il y a perte complète de connaissance, avec mouvements convulsifs et *paralysie* du sentiment et du *mouvement*. La respiration n'est troublée que dans les derniers moments ; mais les symptômes d'asphyxie sont alors complets et prédominants. »

On lit encore, à l'article : *Asphyxie* du même auteur (2) :

« La suspension de la respiration ou plutôt de l'hématose s'accompagne de troubles particuliers. Ainsi les individus éprouvent d'abord un sentiment d'angoisse inexprimable ; ils accusent une constriction pénible vers le larynx et le sternum ; leur thorax est agité de mouvements violents ; ils ont des pandiculations, des bâillements ; bientôt les centres nerveux participent aux troubles fonctionnels ; il survient de la *pesanteur de tête, des vertiges, des éblouissements et des tintements d'oreille ; l'intelligence est affaiblie, les fonctions sensoriales, obtuses, se suspendent bientôt,* en même temps, *les muscles cessant de*

(1) Loc. cit., p. 58.
(2) Loc. cit., t. II, p. 809.

pouvoir se contracter, l'individu *reste sans mouvement et tombe s'il est debout.* »

Veut-on enfin un dernier genre d'asphyxie, le voici :

« Une *céphalalgie* violente, principalement frontale, *des tintements* et des *bourdonnements d'oreille*, parfois de la *photophobie*, de l'*obtusion intellectuelle*, *un abattement rapide*, souvent des *épistaxis* de nombre et d'abondance variables, sont les symptômes primordiaux. Il se peut que, dans les deux ou trois premiers jours, le malade ait encore assez de force pour se tenir debout ou au moins pour s'asseoir sur son lit, mais même alors le caractère adynamique de (l'*empoisonnement*) apparaît nettement, le patient est aussitôt pris de *vertiges*, il trébuche sur ses jambes, il pâlit, et son *habitus* extérieur est alors tellement caractéristique, qu'il suffit souvent pour déceler la maladie. Dans tous les cas , il y a une *sensation pénible de brisement et d'impuissance dans les membres*; mais certains individus accusent de véritables douleurs dans les membres inférieurs, dans les lombes........ et parfois on voit succéder à ces symptômes une paralysie temporaire ou persistante........, qui est due soit à une congestion méningo-spinale, soit à une inflammation véritable. (Ferrier, Piorry, Köhler.)

De qui est le tableau précédent? Il est de notre ancien collègue d'internat, le professeur Jaccoud (1)

(1) Tr. de pathol. int., t. II, p. 744. Paris, 1871.

dont tout le monde connaît les habitudes de rigoureuse observation. Ne dirait-on pas qu'il est calqué
presque mot pour mot sur les tableaux précédents,
extraits de l'ouvrage de Grisolle?

A quoi se rapporte donc cette description ?

Elle se rapporte aux symptômes initiaux de la
période d'état de la *fièvre typhoïde*, c'est-à-dire de
l'affection confirmée. Voilà pourquoi nous avons cru
pouvoir user de subterfuge, en supprimant quelques
mots qui se rapportaient à cette entité morbide et
en remplaçant le mot : *pyrexie*, par le mot : *empoisonnement*, mis entre parenthèses.

Or, M. Jaccoud, immédiatement avant de donner
la description qui précède, a eu soin de dire que
ces premiers symptômes de la fièvre typhoïde confirmée
ne sont que l'*exagération de ceux qui se montrent dans
la période prodromique*, quand celle-ci existe.

La discussion dans laquelle nous venons d'entrer nous montre donc clairement, comme à l'aveugle de la statue : 1° que la stase sanguine dans les
capillaires joue un rôle important, dans la produc-
tions des symptômes de la période prodromique de
la fièvre typhoïde ; 2° qu'elle va en augmentant,
depuis le moment de l'introduction du poison pyrogène dans l'organisme, jusqu'au début de la fièvre
confirmée ; 3° que les accidents produits par cette
stase sanguine ne sont autres que ceux d'une véritable *asphyxie*. L'analogie ne nous permet-elle pas
d'admettre l'exactitude de ces propositions qui repo-
sent à la fois sur le raisonnement et l'expérience ?

Croit-on qu'il faille plus en douter que si on avait
assisté à l'arrêt successif de cette multitude de globules sanguins ?

Comme on ne saurait trop multiplier les preuves
cependant, quand on est privé d'un ou de plusieurs
sens (et ceci s'adresse à l'auteur aussi bien qu'au
lecteur), examinons, avant d'aller plus loin, s'il
n'existe pas d'autres données, pour admettre la réalité de cette action nuisible des *globules sanguins qui
ne circulent plus*, de ceux par conséquent qui se trouvent arrêtés dans les capillaires ou sur tout autre
point du trajet circulatoire. Car, si entraînantes
qu'elles soient, nous n'avons pour nous, jusqu'à présent, que deux autorités : M. Hayem et l'évidence.
Après avoir établi que cette action nuisible se produit
réellement, nous verrons plus tard comment elle
s'exerce, quels sont, en d'autres termes, les phénomènes morbides qui la caractérisent, quel est le
lien physiologique qui les unit les uns aux autres.

Voyons, en conséquence, s'il n'existe pas d'autres
preuves à l'appui de notre première thèse :

Voici d'abord des expériences qui montrent que
le sang des chevaux *sains,* morts par asphyxie ou
par assommement, ne tarde pas à acquérir des propriétés virulentes :

« L'auteur (M. Signol) (1), après de nombreuses
recherches, établit que le sang de chevaux sains,
assommés ou asphyxiés par la vapeur du charbon,
laissé 16 heures au moins dans le cadavre, acquiert

(1) Rev. des sc. méd., par M. Hayem, t. VII, 1876, p. 528.

des propriétés telles, qu'il devient mortel s'il est inoculé à la dose de 80 gouttes à des chèvres ou à des moutons. »

Voici d'autres expériences remarquables de M. F.-A. Pouchet (de Rouen) (1) dont je crois devoir reproduire les conclusions *in extenso*. Ces expériences prouvent, la circulation du sang étant interrompue dans les parties congelées, puisque les globules sanguins ne peuvent plus être admis dans les vaisseaux capillaires vides et rétractés, elles prouvent que les globules sanguins ne tardent pas à s'altérer et à acquérir des propriétés toxiques qui se manifestent, dès que ces globules peuvent rentrer pendant le dégel de ces mêmes parties, dans la circulation générale :

« 1° L'un des premiers phénomènes produits par le froid est la contraction des vaisseaux capillaires : le microscope le fait immédiatement découvrir. Celle-ci est telle qu'aucun globule du sang ne peut plus y être admis ; aussi, ces vaisseaux restent-ils absolument vides, de là la pâleur des organes réfrigérés.

« 2° Le second phénomène est l'altération des globules du sang par la congélation.

« Par l'effet de celle-ci, ces globules subissent trois sortes d'altérations :

« Tantôt leur nucléus sort de son enveloppe et nage en liberté dans le plasma. Les nucléus libres

(1) Rech. exp. sur la congélation des animaux, dans le Journ. de l'anat. et de la phys. norm. et path. de M. Ch. Robin, 1866, t. III, p. 12 et suiv.

ont l'apparence granuleuse et sont plus opaques que dans l'état normal. Les enveloppes énucléées sont flasques et déchirées, ou elles ont été dissoutes et ne se discernent plus.

« Tantôt aussi on aperçoit le nucléus déjà altéré et cependant encore contenu dans son enveloppe, ou il est opaque et plus ou moins excentriquement situé.

« Tantôt, enfin, les globules sanguins sont simplement plus ou moins crénelés sur leurs bords et plus foncés de couleur. Ce sont surtout les globules des reptiles qui expulsent leur nucléus ; les globules des mammifères offrent des crénelures.

« Le nombre des globules ainsi altérés et rentrés dans la circulation est proportionnel à l'étendue de la congélation. Si la congélation n'a envahi que les membres, 1/15 ou 1/20 seulement est altéré. Si l'animal a été totalement envahi par la glace, presque tous les globules sont désorganisés ; il n'en reste pas 1/100 d'inaltérés.

« Enfin, quelquefois aussi, tous les globules sont énucléés et l'on n'en découvre pas un seul intact.

« 3° Tout animal totalement congelé et dont, par conséquent, tout le sang a été solidifié et n'offre plus que des globules désorganisés, est absolument mort. Aucune puissance ne peut le ranimer, tant ses tissus ont été altérés par la congélation. Lorsqu'il est dégelé, il reste absolument flasque, mou, décoloré, et ses yeux sont opaques.

« 4° Lorsque la congélation est partielle, tout organe absolument congelé tombe en gangrène et se détruit.

« 5° Si la congélation partielle n'est pas fort étendue, et que, par conséquent, il ne soit versé dans le sang que peu de globules altérés, la vie n'est pas compromise.

« 6° Si la congélation, au contraire, s'étend sur une grande étendue, la masse des globules altérés que le dégel ramène dans la circulation tue rapidement l'individu.

« 7° Par cette raison, un animal à demi congelé peut vivre fort longtemps, si on le maintient dans cet état, le sang congelé ne rentrant pas dans la circulation.

« Mais, au contraire, il expire fort rapidement si l'on fait dégeler les parties refroidies, parce que les globules altérés rentrent en masse dans le sang et le rendent impropre à l'entretien de la vie.

« 8° Un animal qui a eu la moitié du corps congelé profondément ne peut être rappelé pour longtemps à la vie, une moitié du sang se trouvant altérée.

« 9° Dans tous les cas de congélation, la mort est due à l'altération du sang et non pas à la stupéfaction du système nerveux.

« Et 10° Il résulte de ces faits que moins on dégèle rapidement les parties gelées, moins aussi est rapide l'invasion du sang altéré dans l'économie, et plus augmentent les chances de succès pour le retour à la vie. »

Dans un travail très-important qu'il vient de publier, important par les nombreux documents qu'il renferme et par l'excellent esprit thérapeutique dans lequel il est conçu, M. Labadie Lagrave (1), en commentant les expériences précédentes de M. Pouchet, contredit certaines assertions de cet auteur, au sujet de la nature des lésions des globules sanguins, ceux-ci étant dépourvus de nucléole et de membrane d'enveloppe. Mais, il n'en reconnaît pas moins que ces hématies ont subi une altération complète, laquelle avait été déjà signalée par Rollett. Cette erreur d'interprétation anatomique ne saurait donc détruire en rien la valeur des expériences de M. Pouchet, concernant l'action toxique qu'acquièrent les globules sanguins, sous l'influence du froid, *par un repos forcé, dans le système circulatoire.*

Mais, ce n'est pas tout. Nous pouvons encore invoquer, à l'appui de notre manière de voir, sur cette cause particulière d'altération globulaire, nous pouvons invoquer l'opinion du physiologiste célèbre dont la perte récente vient de plonger dans le deuil le monde savant tout entier et dont chaque pensée peut être recueillie pieusement, aujourd'hui qu'il n'est plus, par tous ceux qui ont eu le bonheur de figurer, à un rang quelconque, au nombre de ses disciples.

Voici ce qu'on peut lire, en effet, dans un ouvrage de Claude Bernard (2), concernant l'action des matières putrides dans le sang.

(1) Du froid en thérapeutique, p. 59 et suiv. Paris, 1878.
(2) Leçons sur les propriétés physiol. et les altér. path. des liquides de l'organ., t. I, p. 494. 1859.

« Quoi qu'il en soit des interprétations, un fait
reste : c'est qu'il y a intoxication par les matières
putrides portées dans le torrent circulatoire, intoxication dans laquelle le sang perd la propriété de se
coaguler, devient noir, visqueux, et perd la faculté
de redevenir rutilant à l'air.

« Le fait reconnu, il y a lieu de se demander,
si des causes semblables de désorganisation peuvent se
développer spontanément chez un individu vivant, s'il
n'est pas telles conditions dans lesquelles des actions
toxiques de cette nature se produisent sans qu'on puisse
les attribuer à l'introduction dans l'économie de matières
organiques en décomposition.

Et quelques lignes plus loin, à la page 495 :

« Enfin il est possible que les substances qui agissent sur le sang comme des ferments, pour en déterminer la décomposition putride, soient produits dans
l'organisme lui-même. Ce cas existe aussi, assurément.
Toutes les fois que le sang reste en repos, il tend à se
décomposer rapidement. Le sang d'une saignée faite à
un animal sain, que ce sang ait ou n'ait pas été défi-
briné, a acquis au bout de quelque temps, la propriété
de déterminer la mort par une véritable intoxication
chez les animaux auxquels on l'injecte. Bien que ce
sang n'offre alors aucun des caractères sensibles de
la putréfaction, c'est bien à une action décomposante
qu'il faut attribuer les effets de son injection, puisque
ces effets ne sont pas produits lorsque le sang est injecté
immédiatement après avoir été obtenu par la saignée.
Le sang qu'on injectera dans l'opération de la trans-

fusion devra donc être injecté immédiatement après avoir été recueilli ; je ne doute pas qu'on doive voir dans l'absence fréquente de cette précaution la principale cause d'insuccès de cette opération.

« *Nous voyons qu'abandonné à lui-même, le sang peut s'altérer très-rapidement et échanger ses propriétés physiologiques contre des propriétés éminemment toxiques. Il s'agit de savoir si,* dans les vaisseaux lorsque la circulation est enrayée quelque part, qu'il y a stase sanguine dans un organe, *quelqu'une des altérations sur lesquelles j'ai appelé aujourd'hui votre attention, n'en peut pas être la conséquence.* Cela me paraît probable. »

A l'appui des propositions que j'ai cru pouvoir émettre, sur le rôle joué par l'*asphyxie* dans la production des symptômes de la fièvre typhoïde, je rapporterai, sans en omettre une ligne, en raison de son importance, la citation suivante :

« Je ne songe certes pas à dire que le choléra soit une *asphyxie,* dit M. Faure (1) (*et il pourrait le dire cependant, le cholérique ne faisant que s'asphyxier, à la période algique du mal, comme à la période de réaction*), mais il est certain que parmi les phénomènes du choléra il y en a qui sont des causes évidentes d'asphyxie. Ainsi ce sont les évacuations intestinales excessives qui occasionnent, par la soustraction du sérum, cette espèce d'épaississement du

_____

(1) Chloroforme et asphyxie, Arch. gén. de méd., 1858, 6° série, t. XII, p. 444.

sang, en raison duquel la circulation est arrêtée. Du défaut de circulation dans les vaisseaux, il résulte dans les mouvements du cœur une perturbation profonde, caractérisée surtout par une violence désordonnée et que l'on a prise à tort comme caractérisant une période de réaction. Le refroidissement général tient à la même cause; il résulte de l'abolition, par suite de l'altération du sang, de ce travail organique qui, consistant en un nombre infini de perpétuelles combinaisons chimiques, est la source réelle de la chaleur animale. On conçoit enfin que les *phénomènes de suffocation, la cyanose, etc., dépendent également de l'arrêt du sang dans les capillaires.*

« Il ne faut pas se dissimuler que l'*asphyxie*, que je considère quant à moi comme bien distincte d'une maladie, joue son rôle dans presque toutes les maladies qui ont une terminaison fatale; *elle est une des complications de la fièvre typhoïde*, et M. Béhier a eu à se louer, chez beaucoup de ses typhoïques, de l'application d'un grand nombre de ventouses sur la poitrine : évidemment ce moyen, qui a pour résultat immédiat de stimuler la circulation dans le thorax, doit en grande partie ses succès à ce qu'il lutte contre l'*asphyxie*. »

Retournant toujours la même question, sous une autre face, demandons-nous maintenant ce qui doit se produire dans la fièvre typhoïde, du côté de l'échange des gaz pulmonaires, dans l'hypothèse où l'*asphyxie* que je signale *existerait réellement. L'air expiré devrait contenir moins d'acide carbonique*; car, moins il entre d'oxygène dans le sang, moins il doit en sortir d'acide carbonique. Cette vue théorique se trouve, en effet, justifiée par le passage suivant :

« Lorsque, par de fréquentes inspirations, disent MM. Robin et Verdeil (1) *la quantité d'oxygène augmente, celle de l'acide carbonique augmente aussi* ; mais cela tient uniquement à ce fait physique, qu'il ne saurait y avoir endosmose d'oxygène sans exosmose d'acide carbonique, pénétration d'un gaz sans sortie d'un autre. »

D'où il doit résulter par contre que, s'il entre moins d'oxygène, il doit sortir moins d'acide carbonique. Voilà du moins ce que montre la théorie. Voyons maintenant ce que nous enseigne l'expérience, ce suprême juge à consulter, dans toutes les questions médicales, tant soit peu ardues :

« Il (l'acide carbonique) diminue, disent plus loin MM. Robin et Verdeil (2), dans la phthisie, la variole, la rougeole, l'érysipèle, la roséole, la scarlatine, l'érythème, pendant le travail de la suppuration, pendant la *fièvre typhoïde*, la dyssenterie, les diarrhées chroniques. »

La citation qui précède est extraite d'un mémoire publié, dans l'annuaire de chimie par MM. Hervier et Saint-Lager, *sur les quantités d'acide carbonique exhalées par le poumon, dans l'état de santé et de maladie.*

(1) Tr. de chim. anat., t. II, p. 79. Paris, 1853.
(2) Loc. cit., p. 98.

On peut voir également, dans la thèse de M. Albert Robin (1), une indication empruntée aux mêmes auteurs et à M. Doyère :

« *L'air expiré*, dit-il, *contient un quart ou un cinquième d'acide carbonique en moins que dans l'état normal.* »

Dans cette même thèse, contenant des données précieuses à consulter, quoique celles-ci ne puissent pas toujours être d'une extrême précision, M. Albert Robin parle, à plusieurs reprises, de déchets organiques qui encombrent le système circulatoire. Il arrive donc, par une autre voie, à la même conclusion que nous venons déjà d'émettre, avec cette particularité qu'il ne spécifie pas le genre de déchets dont il s'agit, qu'il ne parle pas des globules sanguins, arrêtés dans les vaisseaux.

Je me bornerai aux citations suivantes :

« Donc il résulte, dit-il (2), de cet exposé général :

1° « *Que dans la fièvre typhoïde, la désassimilation est fort augmentée, un grand nombre d'éléments anatomiques étant frappés de mort par la cause morbifique, quelle qu'elle soit.*

2° « *Que les déchets de cette dénutrition sont très-imparfaitement brûlés, qu'ils encombrent le système circulatoire et qu'ils tendent à s'éliminer par tous les émonctoires à l'état de produits plus ou moins incomburés.* »

---

(1) La fièvre typhoïde. Essai d'Urologie chimique, p. 277. Paris, 1877.

(2) Loc. cit., p. 228.

Et plus loin (1):

« La proposition dont les preuves viennent d'être données ne serait pas complète, si l'on ne faisait pas intervenir la *nature* des déchets organiques. Dans cet ordre d'idées, un fait domine tous les autres : les résidus des tissus sont d'autant plus dangereux que leur évolution est plus imparfaite (2).

« Dans la fièvre typhoïde, il est évident qu'il existe une insuffisance dans l'élaboration de ces déchets ; cette insuffisance tient-elle à la manière dont le poison typhique a frappé l'organisme et à la nature primitive des produits de destruction qui seraient moins aptes à subir l'action de l'oxygène ; ou tient-elle, au contraire, *à une diminution absolue ou relative de la quantité d'oxygène en circulation?* C'est ce que nul ne saurait dire encore. Prenons donc le fait tel qu'il est, sans remonter à son origine.

« Or, plus la fièvre typhoïde est grave, plus les produits incomburés abondent dans les urines et moins l'on y trouve de produits parfaitement brûlés, donc plus les oxydations sont compromises. »

Pour en finir avec cette question *des propriétés toxiques qu'acquièrent les globules sanguins, en cessant de circuler*, question que nous croyons désormais à l'abri de toute contestation, examinons une objec-

(1) Loc. cit., p. 234.
(2) Ce danger provient-il du peu de solubilité et par conséquent de l'élimination difficile de ces produits d'oxydation imparfaite, ou bien de leur toxicité propre ? D'après les faits connus, les deux hypothèses peuvent se défendre ; il est probable que les deux causes exercent simultanément leur influence. (Note de M. A. Robin.)

tion qu'on ne manquerait pas de nous faire. On se
demandera, sans doute, comment des épanchements
de sang parfois considérables, traumatiques ou
autres, peuvent séjourner impunément au milieu de
nos tissus et finissent par se résorber entièrement,
sans que le plus petit signe d'intoxication se déclare,
sans même que la santé générale soit aucunement
troublée. A cela nous répondrons que les conditions
ne sont plus les mêmes, de part et d'autre. D'un côté,
en effet, les globules restent enfermés dans le torrent
circulatoire où ils ont cessé de remplir les fonctions
qui leur sont dévolues et où les moindres quantités
de matières toxiques, quelle qu'en soit la prove-
nance, sont dissoutes par le sérum du sang et de là
transportées, en quelques minutes, dans tous les
recoins de l'organisme. Au contraire, dans les cas
d'épanchements sanguins, au milieu des divers tissus, le sérum du sang est repris en partie et rentre,
par résorption, dans la circulation générale, et l'hémoglobine en particulier ne tarde pas à sortir des
hématies, pour former plus tard des cristaux d'hé-
matine, d'où doit nécessairement résulter un changement rapide dans la constitution des globules
sanguins. Quant aux modifications précises que subissent, pendant ce travail de résorption, les diverses
parties constituantes du sang, telles que la fibrine,
l'albumine, la globuline, etc., je les ignore complètement. Il serait cependant bien important de les
connaître et il y aurait là un sujet de recherches des
plus intéressants. Car, nous exposerons plus loin

(p. 56) les raisons pour lesquelles certains principes dérivés du sang et inconnus dans leur composition pourraient acquérir les mêmes propriétés toxiques que nous avons déjà vues résider dans les globules sanguins, réduits à l'immobilité. Pourquoi, dans cette résorption lente des matériaux du sang, dans les vastes épanchements en particulier, pourquoi ne se produit-il aucune matière toxique? C'est-ce que nous ne saurions dire en aucune façon. Nous n'en voyons pas moins clairement, dans les deux cas, des conditions essentiellement différentes qui nous font comprendre, sans nous en expliquer le mécanisme, l'innocuité dans un cas et la toxicité dans l'autre des mêmes matériaux du sang.

Lorsqu'on aborde, pour la première fois, une question des plus obscures, comme le sont à l'heure qu'il est, un si grand nombre de questions de pathogénie, lorsqu'on les traite du moins, ce qui revient au même, avec une méthode et un soin minutieux qui peuvent seuls donner à toute démonstration véritable ce cachet de certitude qui s'attache aux solutions scientifiques les plus diverses, on se trouve à chaque instant arrêté par le même genre de difficultés qu'ont dû éprouver, je m'imagine, les premiers ingénieurs de nos jours qui ont percé des tunnels dans les montagnes. Il faut tracer d'avance la route souterraine, avec sa direction, sa longueur et ses pentes, ce qui constitue ce qu'on pourrait appeler les *difficultés directes*. Puis, chemin faisant, c'est-à-dire pendant l'exécution, on tombe sur une

roche dont on n'avait prévu ni la dureté ni l'épaisseur et l'on se trouve arrêté, durant des semaines et
des mois, par cet obstacle qui constitue *une difficulté
indirecte ou incidente*. Or, que dirait-on d'un ingé-
nieur qui, pendant qu'il se trouve ainsi retardé, ou-
blierait la direction qu'il s'était proposé de suivre et
dans laquelle il comptait pouvoir marcher plus
vite?

Eh bien ! c'est une de ces dernières difficultés que
nous venons de trancher, nous l'espérons du moins.
Mais, nous ne devons pas perdre de vue le peu de
chemin que nous avons déjà parcouru et celui,
beaucoup plus long, que nous devons encore suivre,
sans jamais dévier de la direction générale imprimée à nos recherches par la nature même de la
question que nous étudions pas à pas. Le lecteur
doit, par conséquent, comme l'auteur lui-même,
redoubler d'attention et reconnaître ses jalons avant
de reprendre sa marche un moment interrompue.

Jusqu'à présent donc, nous n'avons élucidé qu'un
seul point, c'est que, dans la fièvre typhoïde comme
dans la période de réaction du choléra, la stase sanguine qui se produit dans les divers organes joue
un rôle capital dans le développement des accidents
qui lui succèdent, et l'on comprend cependant que
certaines différences symptomatiques correspondent
à la rapidité plus ou moins grande avec laquelle ont
lieu ces diverses congestions, de même que chaque
cause d'asphyxie imprime aux symptômes une phy-
sionomie particulière à côté de l'expression com-

mune à tous les genres d'asphyxie. Cette simple
donnée nous permet déjà de comprendre un fait
assez commun et qui a été signalé par un grand
nombre de cliniciens, que j'ai, pour ma part, observé bien des fois, c'est que la gravité de la fièvre
typhoïde est souvent en raison directe de la force
de constitution des malades. Pourquoi cette particularité, qui ne laisse pas que de paraître fort
étrange? Car il semblerait que plus un malade serait
fort et vigoureux, plus il devrait offrir de résistance
aux divers agents morbides qui viendraient à l'assaillir. Elle vient de ce que le nombre de globules
sanguins est directement en rapport, chez chacun
de nous, avec la force de constitution dont il est
doué. Il suit de là, d'une part, étant connue la facilité avec laquelle une altération quelconque se pro-
page dans les matières organiques, et, par conséquent, dans les globules sanguins, il suit de là,
dis-je, que la dose de poison ainsi formé dans l'intérieur des vaisseaux sera d'autant plus forte que le
nombre de ces globules, à l'état normal, sera lui-
même plus considérable. Nous allons voir, d'autre
part, le mécanisme par lequel, l'affection morbide
étant livrée aux seules forces de la nature, cette
propagation devient, pour ainsi dire, inévitable.

Au point de vue de l'hygiène, il importe beaucoup de rechercher avec soin l'origine et les caractères de tel ou tel agent morbide, parce qu'on ne peut
guère en prévenir les effets que lorsqu'on le connaît
bien et qu'on peut l'isoler ou tout au moins savoir

exactement où il réside. Au point de vue de la physiologie pathologique, cette connaissance est beaucoup moins importante, sinon complètement indif-
férente. Quel que soit l'agent morbide qui ait
impressionné nos organes, cet agent a produit une
série de désordres matériels et fonctionnels dont
nous devons, en pathogénie, étudier avec soin
l'ordre de succession, le siége, l'étendue et le
mode de propagation des unes aux autres des différentes parties de l'organisme. De même, en médecine légale, n'est-il pas nécessaire de connaître l'assassin pour constater sur un cadavre tous
les désordres produits par une main criminelle.
Cette pathogénie, une fois faite, peut également
servir à distinguer les différents agents morbides;
car elle doit varier pour chacun d'eux, la courbe
d'évolution morbide ne pouvant pas être la même
pour tous, malgré quelques traits de ressemblance
qu'on peut observer et qu'on observe sur certains
symptômes communs. Il est donc possible de se
livrer avec fruit à des études de pathogénie, sans
connaître l'agent morbide dont on cherche à apprécier les effets, tout comme un chimiste peut très-
bien se livrer à l'analyse d'un composé chimique
qu'il n'aurait jamais vu, et ce n'est même qu'à cette
analyse qu'il devra de pouvoir distinguer ce corps
de tout autre composé chimique.

Cela posé, voyons, sans nous occuper, pour le
moment, de l'agent producteur de la fièvre typhoïde,
voyons comment a pu se produire la stase san-

guine que nous avons vu devoir exister, dès le début
du mal, dans les vaisseaux capillaires.

Existe-t-il quelque obstacle en ce point du système circulatoire? Non, ou du moins personne ne
l'a signalé, et il y a d'ailleurs toute raison de croire
qu'il n'en existe aucun, car nous avons déjà vu
(page 12) que MM. Cornil et Ranvier ont trouvé ces
vaisseaux considérablement distendus. Nous devons
donc chercher la cause de cet arrêt un peu plus haut,
c'est-à-dire en amont, en remontant le cours du sang.

L'examen de cette question nous ramène sur une de
ces *roches* dont j'ai parlé un peu plus haut et qui va nous
barrer assez longtemps le chemin. Mais, pour bien
comprendre ce qui arrive, dans la fièvre typhoïde,
du côté du système circulatoire, il est absolument
indispensable de rappeler ici quelques notions sur la
manière dont les choses se passent à l'état normal.

Passons donc rapidement en revue les différents
organes qui concourent à l'impulsion et à la progression du sang dans le système capillaire.

Quels sont ces organes?

Ce sont : 1° le cœur; 2° les artères ; 3° les capillaires eux-mêmes.

1° Il me paraît complètement inutile d'insister
ici, au point de vue physiologique, sur le rôle si
important que joue le cœur dans l'impulsion imprimée au cours du sang, rôle tellement considérable,
en effet, que pendant longtemps les physiologistes
n'ont guère tenu compte que de l'action des ventri-
cules, pour expliquer ce cheminement du liquide

sanguin. Mais ce qu'on ne connaît guère, en pathologie, que depuis les belles recherches de M. Hayem
sur les myosites symptomatiques, ce sont les altérations précoces dont les artères coronaires et le tissu
musculaire lui-même du cœur deviennent le siége
dans la fièvre typhoïde, altérations nutritives qui
ne font qu'augmenter à mesure que l'affection morbide suit son cours naturel et contribuent, sans nul
doute, comme l'a si bien établi ce médecin distingué, au développement ultérieur d'accidents plus
ou moins graves, du côté des principaux organes.
Mais laissons parler M. Hayem lui-même :

« Les stases sanguines, dit-il (1), si souvent
notées du côté du foie, des reins, de l'encéphale ne
sont certainement pas complètement étrangères à
l'état du cœur, et il est permis de se demander si
le délire des formes adynamiques et ataxiques ne
reconnaît pas pour cause une anémie cérébrale qui
serait due non-seulement à l'altération du sang,
mais encore à la faiblesse de l'impulsion cardiaque.

« Enfin, dans quelques cas et pour achever ce
tableau, il me paraît évident que l'affaiblissement
du cœur peut être la principale cause, sinon la seule
de la terminaison fatale. Et dans ces circonstances
la mort survient de deux manières différentes, tantôt lentement après des signes de dyspnée crois-
sante et d'asphyxie; tantôt, et cela dans des cas qui
appartiennent surtout à la fièvre typhoïde et tout à

---

(1) Etudes sur les myosites symptomatiques, Arch. de physiol.
norm. et path., t. III, p. 578. 1870.

fait exceptionnellement à la variole, par un arrêt
subit du cœur, une paralysie définitive de cet organe
qui produit une syncope mortelle. » (1)

2° Deux sortes d'agents de propulsion existent
dans les parois artérielles, où ils sont inégalement
distribués ; ce sont les fibres élastiques qui prédo-
minent dans les grosses artères et les fibres musculaires qui forment, au contraire, une couche épaisse
dans les petites artères, dans les artères cérébrales
notamment, les fibres élastiques y devenant beaucoup
plus rares. « Il y a donc, dit M. Gimbert (2), un
antagonisme marqué entre l'élément musculaire et
l'élément élastique. Partout où l'un est prédominant,
l'autre diminue considérablement d'importance. »

(1) *Quand nous avons complètement terminé le présent travail de
physiologie pathologique, nous ne connaissions pas encore les remarquables leçons cliniques, publiées en 1875, par M. Hayem, sur les manifestations cardiaques de la fièvre typhoïde. Or, voici l'explication
que donne ce savant observateur du bruit de souffle au premier temps,
qu'il a constaté chez plusieurs de ses malades.*

« *Le muscle cardiaque malade et affaibli, dit-il (p. 33), ne peut plus
qu'incomplètement accomplir sa fonction ; l'orifice auriculo-ventricu-
laire, impuissant à résister à la poussée de l'ondée sanguine, se laisse
distendre passivement, ou bien, interprétation à laquelle je me rallie-
rais plus volontiers,* les muscles papillaires devenus insuffisants ne
peuvent plus convenablement tendre les valvules auriculo-ventri-
culaires ; *de là une occlusion incomplète, une véritable insuffisance
fonctionnelle qui nous explique non-seulement l'existence d'un souffle,
mais aussi le peu de durée et la disparition de ce souffle, alors que le
muscle se répare et reprend assez de force pour assurer le jeu régulier
de l'organe.*

« *Cette théorie a été admise par Friedreich, Bamberger et Von Dusch.
Ce dernier auteur invoque à l'appui les expériences de Traube sur la digitale.* »

(2) Journal de l'anat. et de la physiol. de l'homme et des anim.,
par M. Robin. — Mém. sur la structure et sur la texture des artères, t. II, p. 642. 1865.

La couche élastique des grosses artères, après avoir été fortement distendue par l'ondée sanguine venue du ventricule gauche, revient sur elle-même, en vertu de son élasticité propre et chasse le sang vers les deux bouts du système artériel, du côté du cœur, où les valvules sigmoïdes de l'aorte, en se relevant, empêchent le reflux du sang dans le ventricule et du côté des capillaires, où la couche musculeuse des petites artères joue le rôle d'un véritable régulateur pour modérer ou accélérer le débit du sang, suivant les circonstances. Si les muscles artériels deviennent le siége d'une contraction permanente et énergique, comme nous l'avons vu arriver, sous l'influence de la congélation des tissus, dans les expériences de M. Pouchet (voir page 20), la circulation doit forcément s'interrompre dans toutes les parties congelées, et nous aurons une stase sanguine, d'abord dans le système artériel et, de proche en proche, dans le reste de l'appareil circulatoire. Il n'y aurait donc rien d'étonnant à ce que, sous l'influence d'un agent qui ferait contracter d'une façon très-énergique tous les capillaires du corps, il pût se produire des symptômes analogues à ceux de la fièvre typhoïde, et nous verrons plus tard le fondement que peut avoir une pareille hypothèse (page 100).

Si cette même couche musculeuse des artères venait à se paralyser, par une cause quelconque, il semblerait au premier abord que la circulation dût s'accélérer, le passage vers les capillaires restant plus ouvert, et cependant, il n'en est rien. On sait, en effet, que la capacité de l'ensemble des vaisseaux capillaires dépasse de beaucoup celle des vaisseaux artériels. Si on vient dès lors à accroître encore cette capacité quasi-capillaire, en paralysant les petites artères, le sang doit être ralenti dans sa marche, par le seul fait qu'il passe d'un système de canaux étroits dans des canaux plus larges.

Il résulte, d'autre part, des expériences de MM. Legros et Onimus que les fibres musculaires des artères, en se contractant, contribuent puissamment à la propulsion du sang vers les vaisseaux capillaires.

Voici ce que disent, en effet, ces savants observateurs (1) :

« Lorsque la contractilité des artères existe encore, comme dans le cas de vie, l'injection pénètre partout, et elle revient même par les veines pendant tout le temps que l'animal est en vie. Sur le cadavre, au contraire, il faut une force d'impulsion très-considérable et longtemps continuée, pour faire arriver l'injection jusque dans les capillaires, et surtout dans les capillaires les plus fins, comme dans le cas précédent. »

Et plus loin (2) :

« Notre seul but est, dans le moment, de montrer que si l'on excite (non tétaniquement) la contractilité artérielle, on obtient, du côté où cette contrac-

---

(1) Journal de l'anat. et de la physiol. de M. Robin. — Recherches expérim. sur la circul. artérielle, t. V, p. 369. 1868.
(2) Loc. cit., p. 384.

tilité existe encore, une plus grande activité de la
circulation, et que par conséquent cette contractilité
a physiologiquement, entre autres fonctions, celle
de faciliter le cours du sang. »

Et ailleurs encore (1):

« Ces quelques exemples tirés de la pathologie
montrent bien qu'il n'y a pas contradiction entre les
résultats fournis par nos expériences sur les animaux
et les symptômes observés au lit du malade, et que
parmi toutes les causes qui peuvent avoir de l'influence sur la circulation, on doit ne pas négliger les
muscles vasculaires, dont l'action ne se borne pas à
la paralysie ou à la contraction tétanique, mais qui,
produisant des alternatives régulières de dilatation
et de contraction semblables à celles que l'on observe
dans tous les canaux pourvus de fibres musculaires
lisses, servent à la progression du sang et peuvent,
en certain cas, amener dans les circulations locales
des changements de pression considérables. »

Pour ne pas nous exposer à des redites, nous parlerons un peu plus loin des altérations des parois
artérielles et des troubles fonctionnels dont celles-ci
deviennent le siége dans la fièvre typhoïde.

3° Quoiqu'il semble que les capillaires jouent un
rôle purement passif dans la circulation, ces vaisseaux doivent jouir cependant d'un certain degré
d'activité, pour que le cours du sang puisse s'exécuter régulièrement et s'équilibrer dans les divers
organes.

(1) Loc. cit., p. 498.

Outre certaines considérations pathologiques qui le prouvent et que nous exposerons plus loin (p. 50), voici d'autres raisons physiologiques qui rendent ce fait irrécusable :

« La substance de la paroi propre des capillaires, disent MM. Béraud et Robin (1), jouit de la contractilité, au même titre que celle des fibres musculaires, mais d'une contractilité spéciale par sa lenteur et par les conditions dans lesquelles elle a lieu. Cette contractilité existe même après la mort brusque d'un animal et suffit encore pour faire aller le sang soit du côté des artères, soit du côté des veines. D'ailleurs, cette contractilité des parois des capillaires est encore prouvée par le microscope, les vivisections, les injections et la pathologie. »

« Mais, il est aussi, dit Longet de son côté (2), des variations actives du calibre des capillaires qui tiennent à la contractilité propre à ces vaisseaux ; et, en effet, sous diverses influences, on les voit se resserrer ou se relâcher pour devenir ainsi plus ou moins perméables au sang. »

Le même auteur ajoute un peu plus loin (3) :

« Toutes ces variations du diamètre des vaisseaux, bien qu'elles aient pour cause immédiate une propriété physiologique de leurs parois, agissent sur le mouvement du sang d'après les lois physiques, c'est-

---

(1) Man. de physiol. de l'homme et des princ. vertébrés, p. 326. Paris, 1853.

(2) Traité de physiol., t. I, p. 865, 2º édition. Paris, 1861.

(3) Loc. cit., p. 866.

à-dire que *plus les vaisseaux seront dilatés, plus la rapidité de la circulation sera grande.* Les assertions de plusieurs observateurs semblent en contradiction avec ces lois, mais il est bien établi aujourd'hui que le resserrement des petits vaisseaux ne produit jamais qu'une accélération du mouvement des globules en les faisant passer un à un dans les conduits qui auparavant en recevaient plusieurs de front : quant à la quantité totale des globules qui traversent un vaisseau, elle est toujours proportionnelle à son diamètre, si les conditions de force d'afflux sont identiques. »

J'ai souligné, dans ce passage, l'assertion relative à la rapidité imprimée au cours du sang par la dilatation plus grande des vaisseaux capillaires, assertion contraire à celle que nous n'avons fait que signaler en passant et que nous aurons occasion de développer un peu plus tard (p. 65).

Après ce simple exposé physiologique dont nous nous sommes efforcé de puiser les éléments aux meilleures sources, nous pourrons interpréter, avec plus de clarté et de profit, les désordres initiaux de la fièvre typhoïde que nous n'avons fait, pour ainsi dire, qu'effleurer. Ces désordres nous paraissent dépendre de diverses modifications, survenues dans le système circulatoire tout entier et telle est la raison pour laquelle nous avons été obligé, comme nous l'avons déjà dit, d'esquisser à grands traits la structure anatomique et les fonctions principales des organes qui les constituent.

Nous avons déjà parlé des recherches de M. Hayem sur les *myosites symptomatiques* et des altérations qu'il a signalées, dans les artères coronaires et dans le tissu musculaire du cœur. Mais, ces recherches faisant, pour ainsi dire, suite à celles de Zenker qu'elles complètent, nous allons dire quelques mots des lésions signalées par ce dernier observateur. En examinant au microscope certains muscles de la vie de relation, il a trouvé des altérations dont il nous paraît inutile de reproduire ici la description et qu'il désigne sous les noms d'altérations cireuses et vitreuses.

Les fibres musculaires, qui sont le siége de ces altérations, *augmentent de volume au début de l'affection*, pour s'atrophier plus tard, avant de se régénérer.

Voici seulement, sur le premier point, qui ne manque pas d'importance, ce que nous apprend Zenker (1) :

« Les muscles décolorés présentent en outre d'emblée *une augmentation de volume qui peut être portée très-loin.*

« Il est aisé de prévoir *à priori* qu'il devait en être ainsi, en tenant compte de l'épaississement considérable que l'on constate à l'examen microscopique des faisceaux cireux, et on s'assure facilement de cette augmentation de volume dans le muscle droit de l'abdomen, quand une partie de sa longueur est

(1) Sur les altérations des muscles volont. dans la fièvre typhoïde. — Arch. gén. de méd., t. VI, 6ᵉ série, p. 293. 1856.

dégénérée dans toute son épaisseur. En incisant alors
le muscle dans le sens de sa longueur, on reconnaît
que, dans les points décolorés, il a souvent une
épaisseur double de celle qui lui appartient dans ses
parties moins dégénérées, foncées en couleur. »

Plus tard, M. Hayem, étendant les recherches de
Zenker, a fait voir que les altérations trouvées dans
les muscles volontaires par ce dernier observateur,
existaient également dans le muscle cardiaque, et,
si nous avons bien compris la pensée générale de son
travail, il les attribue à des troubles de nutrition
consécutifs à ce qu'il considère comme des artérites
musculaires. Voici, d'ailleurs, le passage suivant où
semble se réfléter cette pensée générale :

« Stein , dans ses recherches sur la myocardite,
avait déjà attribué les hémorrhagies de la fièvre typhoïde à *une altération des vaisseaux. Ceux-ci perdraient*
leur élasticité et leur contractilité par l'effet, soit d'une
lésion moléculaire non appréciable à l'examen microsco-
pique, soit d'une infiltration graisseuse de leurs parois.
Zenker n'a jamais trouvé une altération appréciable
dans les vaisseaux des muscles, et c'est pourquoi
probablement il a généralisé la théorie des ruptures.
Mais il est intéressant de voir que M. Cruveilhier
n'a pas remarqué l'importance que pouvaient avoir
ces ruptures musculaires, et que par des expériences
directes il a cherché, au contraire, à démontrer que
les foyers sanguins des muscles sont dus à une
forme de phlébite, que l'on pourrait appeler phlébite hémorrhagique. Chose curieuse, en changeant

le terme phlébite en celui d'*artérite*, on formulerait la conclusion de mes études. »

Cette altération, d'après M. Hayem, porterait sur la tunique interne de Bichat, laquelle est formée de trois couches concentriques. La plus interne, formée par une couche épithéliale, est constituée par des cellules qu'on a appelées endothéliales, et qui se dissocient peu de temps après la mort. La couche moyenne est formée par des noyaux et des fibres élastiques. La troisième couche, qui est la plus extérieure est uniquement constituée par de la matière amorphe (1).

M. Hayem n'entrant dans aucun détail sur le siége précis qu'occupe l'altération en question, dans la tunique interne, je me demande (sans avoir cependant, je m'empresse de le reconnaître, la moindre compétence personnelle) s'il ne serait pas possible qu'il eût attribué par erreur un *épaississement portant sur la tunique moyenne ou musculeuse* à la tunique interne, simplement refoulée vers le centre du vaisseau (2). Je m'appuie, pour le croire ou simplement

(1) Je dois à l'obligeance de M. Cadiat la connaissance des quelques détails anatomiques qui précèdent et *de beaucoup d'autres que j'ai pu mettre à profit dans ce travail. On peut voir d'ailleurs dans ses* Leçons d'Anatomie générale, *qu'il vient de publier tout récemment, que j'ai fidèlement rendu la description qu'il donne (page 120 et suiv.) de la tunique interne des artères.*

(2) *Cette interprétation, que je me hasarde à donner, me parait encore plus probable, depuis que j'ai lu les recherches, si intéressantes d'ailleurs, consignées dans* les Leçons cliniques de M. Hayem. *Car le passage suivant, emprunté à cet observateur distingué, nous* révèle une analogie de plus entre les lésions des fibres musculaires du cœur et celles des parois des petites artères :

le présumer, *sur ce que vient de dire Zenker de l'épaississement qui se produit ailleurs sur les fibres musculaires altérées ainsi que sur d'autres données,* confir-
mées par M. Hayem lui-même. Mais, voici auparavant un passage dans lequel il parle de la lésion qu'il
a observée sur la tunique interne des artères coronaires :

« L'altération la plus fréquente de beaucoup dit-
il (1), consiste dans *un épaississement de la membrane
interne qui diminue peu à peu le calibre du vaisseau et
quelquefois l'oblitère complètement.* Dans d'autres cas,
cette obturation est complétée par des amas de globules rouges et blancs ou par de petits bouchons fi-
brineux. »

Voici maintenant les raisons qui m'ont conduit à
l'interprétation que j'émettais tout à l'heure, sur

« *Outre la transformation,* dit-il (p. 18), *du contenu strié* (sur les
fibres musculaires du cœur), *on observe* une multiplication des
noyaux musculaires et une tuméfaction plus ou moins marquée du
protoplasma qui les entoure.

« Le tissu interstitiel est également le siége d'altérations plus
ou moins marquées, et qui consistent essentiellement dans l'apparition d'un grand nombre d'éléments cellulaires nouveaux.

« Les vaisseaux eux-mêmes peuvent être atteints. *Outre une stase
plus ou moins étendue dans les capillaires et quelquefois même une infiltration sanguine diffuse du tissu coujonctif, on peut noter* une multiplication des noyaux cellulaires de la tunique interne des petites
artères, une véritable endartérite plus ou moins étendue. »

*Il se pourrait, dès lors, sans qu'il me fût possible cependant d'être
trop affirmatif, que, son attention n'ayant pas été particulièrement
appelée sur ce point, M. Hayem n'eût été frappé que des changements
constatés à la tunique interne et non de ceux qui pouvaient exister sur
la tunique moyenne ou musculeuse. Quoi qu'il en soit, de nouvelles recherches me paraissent nécessaires, pour élucider ce point important
d'anatomie pathologique.*

(1) Loc. cit., t. III, p. 428. 1870.

l'existence probable d'une lésion ayant pour siége la tunique moyenne plutôt que la tunique interne des artères :

Tous les symptômes initiaux de la fièvre typhoïde s'expliquent parfaitement, si on admet l'*existence de troubles fonctionnels et très-probablement aussi de lésions correspondantes et antérieures dans le système musculaire tout entier.*

Les troubles fonctionnels, eux, existent partout : il n'y a pas le plus obscur recoin du système musculaire où on ne les retrouve. La *langue*, elle-même, cet organe si souple et si délié, est prise de *tremblements fibrillaires*, lorsqu'elle reste exposée pendant quelques instants, au dehors de la bouche, entre les arcades dentaires entre ouvertes. C'est ainsi encore que, dès le début de la fièvre typhoïde (je parle même de la période prodromique), on observe déjà plus que de la faiblesse musculaire, presque une véritable prostration des forces. Bien peu de temps après, sinon simultanément, apparaissent les premiers indices d'affaiblissement du cœur. Or, cette précocité tant des troubles fonctionnels que des lésions du côté du système musculaire a également frappé d'autres observateurs et, en particulier, M. Hayem qui s'exprime en ces termes (1) :

« En résumé, *les lésions symptomatiques des muscles commencent probablement en même temps que la maladie*, et s'accentuent de plus en plus, à mesure que l'état fébrile a une durée plus longue ; elles n'ont

(1) Loc. cit., t. III, p. 476. 1870.

de tendance à la guérison et à la réparation complète du tissu musculaire, que lorsque la maladie
s'éteint et laisse le malade entrer en convalescence. »

Et plus loin (1) :

« On sait que pendant *les prodromes et les premiers jours d'une fièvre typhoïde*, les malades ressen-
tent une fatigue, un accablement général, puis une
sorte de courbature que l'on traduit fort bien par
l'expression de brisement des membres.

« Ces premières manifestations de la maladie qui,
pour beaucoup d'auteurs, seraient dues à un trouble
du système nerveux, ont été rapportées par Zenker,
au travail pathologique qui s'accomplit dans l'épaisseur du tissu musculaire ; elles seraient analogues à
celles du rhumatisme musculaire.

« *Les lésions très-précoces des muscles donnent un
grand poids à cette opinion.*

« Lorsque la maladie est confirmée, la courbature
augmente à un point tel que la contraction des
muscles devient douloureuse et la station pénible ou
impossible, alors que le malade n'est pas encore
notablement affaibli. A ce moment une pression mé-
diocre, exercée sur certaines masses musculaires,
particulièrement les adducteurs des cuisses, détermine une douleur plus ou moins vive, qui arrache
quelquefois des plaintes au malade. De même, au
niveau des grands droits de l'abdomen, la douleur,
réveillée par la pression, est bien distincte, ainsi
que Griesinger et Zenker l'ont déjà fait remarquer,

(1) Id., p. 569.

de celle qui existe dans la région iléo-cæcale. Cet
endolorissement des masses musculaires persiste
souvent pendant tout le cours du premier septenaire;
presque toujours, il offre une intensité moyenne;
dans quelques cas, cependant, il acquiert un développement considérable. »

Quant à l'affaiblissement des muscles artériels, il
se traduit par l'apparition du dicrotisme du pouls.
L'ondée sanguine, dans ce cas, n'étant pour ainsi
dire pas reprise par la couche musculeuse contrac-
tée des parois artérielles, on voit sur un tracé sphygmographique ou l'on sent sous le doigt la trace des
deux impulsions successives que lui impriment le
ventricule gauche et les fibres élastiques des grosses
artères. Cette même interprétation, mise en lumière
par les travaux de M. Marey sur la circulation est,
d'ailleurs, formulée très-nettement par M. Jaccoud :

« Le pouls est fréquent, dit ce savant professeur (1), de 90 à 120, de jour en jour il perd de sa
force suivant l'affaiblissement du cœur; il devient
dépressible et présente souvent, mais non toujours,
le phénomène du dicrotisme : il bat deux fois pour
une seule pulsation cardiaque (*pulsus bis feriens*), *en
raison de la paralysie des muscles artériels*, laquelle
manifeste, en l'isolant, l'action propre des fibres
élastiques. »

Cette sorte de décomposition d'action des deux
éléments constituants de la paroi artérielle nous fait

(1) Tr. de path. int., t. II, p. 752.

4

voir, pour le dire en passant, comment s'accomplit
la circulation, à l'état normal, dans tout l'arbre aortique. Ce système de canaux, depuis le ventricule ou
les valvules sygmoïdes fermées, jusqu'aux capillaires, se trouve à l'état de *tension permanente*, celle-ci
variant seulement, suivant le volume de l'ondée sanguine qui y est contenue. Nous voulons dire par là
que, pendant l'état de santé, il n'y a pas un moment,
si court qu'on le suppose, durant lequel le sang
puisse ballotter dans le système aortique, comme
pourrait le faire un liquide contenu dans un réci-
pient, trop grand pour recevoir ce dernier.

Une compression permanente s'établit aux deux
extrémités du système des vaisseaux de l'aorte : à
l'une des extrémités, compression tantôt active, par
la contraction des fibres ventriculaires et tantôt
passive par la fermeture de l'orifice aortique et à
l'autre extrémité contraction toujours active, seulement plus ou moins énergique, des petites artères et
très-probablement aussi des capillaires eux-mêmes.

Or, qu'est-ce qui arrive, dans *la fièvre typhoïde*?
Il arrive *que cette tension permanente n'existe plus,
l'action musculaire étant affaiblie ou faisant défaut, tant
du côté du ventricule que du côté des petites artères et des
capillaires*. La capacité des canaux aortiques devient
trop grande pour le volume du sang qu'ils contiennent. D'où il suit que ce dernier ballotte, ou, pour
parler plus correctement, a une tendance à ballotter
plus ou moins, comme dans une sorte de tube
inerte. Il va incessamment du cœur aux capillaires

et revient de ces derniers au cœur, sans traverser les orifices d'écoulement des vaisseaux capillaires, ou du moins sans les traverser librement, comme il le fait, quand il est chassé par une forte impulsion cardiaque et par une tension artérielle qui résulte à la fois et du retrait des fibres élastiques et de la contraction plus ou moins énergique des fibres musculaires artérielles.

Telle est la raison pour laquelle *les globules sanguins qui sont plus lourds que le liquide dans lequel ils se trouvent en suspension, s'arrêtent dans les capillaires.* Nous voici donc arrivé à une explication des plus rationnelles de cette stase sanguine que nous avons vu se produire, dès l'apparition des premiers symptômes de la fièvre typhoïde. Cette stase résulte de l'*action paralysante* ou, du moins, *débilitante* qu'exerce le *poison pyrogène sur les muscles ou les éléments contractiles du cœur, des artères et des capillaires,* action qui se produit de même et presque au même moment, *sur les muscles de la vie de relation.* L'observation des faits, aidée de l'induction, nous a donc conduit insensiblement à cette conclusion tout à fait inattendue et qui nous paraît s'appuyer cependant sur des bases solides, à savoir : que *l'agent extérieur qui produit la fièvre typhoïde est un poison musculaire ou, en termes plus précis, un débilitant musculaire, un agent myo-paralytique* (1).

----

(1) *Dans l'exposé des considérations physiologiques auxquelles se livre M. Hayem (voir ses Leçons cliniques dont nous avons déjà fait mention aux pages 37 et 45), nous trouvons bien des preuves convain-*

On ne trouvera donc plus étonnant qu'en voyant cette similitude de symptômes, dans les différentes régions du système musculaire, nous ayons quelque tendance à y admettre partout la même similitude de lésions, tant aux muscles de la vie de relation ou à ceux du cœur qu'aux fibres musculaires des artères.

Il est un organe cependant qui semble faire exception à cette règle, cet organe est l'utérus. Tous les médecins savent, en effet, que l'avortement ou l'accouchement prématuré peut se produire et se produit souvent, dans le cours de la fièvre typhoïde, comme dans celui de tant d'autres affections graves. Nous-même en citons un exemple plus loin, à l'*observation IV* (voir p. 137). Il faut donc que la matrice ait conservé sa contractilité, pour qu'elle puisse ainsi expulser le produit de la conception. Mais, la

---

cantes, à l'appui de l'opinion que nous venons d'émettre et que nous croyons vraie. Nous nous bornerons à relater ici les citations suivantes :

«*La fièvre typhoïde*, dit M. Hayem (p. 23), *est un type achevé de pyrexie infectieuse. Pendant la longue évolution morbide qui la caractérise, la nutrition générale est profondément troublée.*

« *Tous les tissus placés dans des conditions anomales de nutrition intime sont atteints à un degré plus ou moins marqué et, parmi eux,* il n'y en a peut-être pas qui soit plus fréquemment et plus profondément lésé que le TISSU MUSCULAIRE.

« *La cause des altérations étant générale, les fibres du cœur n'échappent pas à ces transformations et, presque toujours,* les muscles qui fatiguent le plus sont plus fortement atteints que les autres; *tels sont, outre le cœur, les muscles de l'abdomen et des cuisses.* »

Et plus loin, p. 27 :

« *Dans tous les cas que nous avons passés en revue, le cœur, en effet, n'est pas seul intéressé. Je me crois autorisé à dire, d'après mes recherches sur les maladies générales aiguës,* que cet organe est lésé en tant que MUSCLE et au même titre que LES AUTRES PARTIES DU SYSTÈME MUSCULAIRE. »

question est de savoir si cette contractilité, quoique
suffisante à provoquer l'expulsion fœtale avant
terme, n'a pas subi elle-même un certain degré
d'affaiblissement ; car, dans aucun autre organe
musculaire, cette faculté n'est complètement abolie
et l'on ne concevrait pas que la vie pût persister
longtemps, avec une abolition complète et simul-
tanée du pouvoir contractile des fibres striées et des
fibres lisses dans tout le corps. Quoiqu'il ne nous ait
pas été possible de recueillir des documents suffisamment précis à cet égard, nous serions bien surpris
que l'utérus, à l'exclusion de tous les autres organes
musculaires, eût conservé l'intégrité de cette faculté.
S'il était possible de s'étayer sur un seul fait, pour
trancher une question de cette importance, nous
trouverions, dans cette même *observation IV*, la
preuve de notre conviction sur l'existence de cette
diminution de la contractilité dans la matrice elle-
même. Car, nous y voyons que, malgré l'administration *préventive* de 2 à 3 grammes de seigle ergoté
depuis vingt-quatre heures environ, la malade a été
prise d'une hémorrhagie des plus graves après l'accouchement. D'où serait venu cet accident, *si ce
n'est d'un affaiblissement très-notable de la contractilité*
qu'avait subie l'utérus, au même titre que tous les
autres organes pourvus de fibres musculaires?

Mais, pour revenir à notre conclusion précédente
et lui donner, s'il se peut, une plus grande précision,
nous dirons quelques mots de ce que nous paraît être
cet agent morbide extérieur. Nous nous bornerons,

du moins, pour ne jamais trancher à la légère des
difficultés par trop grandes, à émettre quelques pré-
somptions sur la nature de cet agent.

L'action de ce poison extérieur nous rend bien
compte de l'apparition des premiers symptômes de
la fièvre typhoïde, de la stase des premiers globules
sanguins, si nous pouvons ainsi dire. Mais, elle ne
nous explique pas comment ces mêmes symptômes
redoublent dans la suite, sans changer de nature,
comment la paralysie musculaire va toujours en
augmentant. Quelle est donc la cause secondaire
qui vient ainsi renforcer l'action morbide extérieure
et primitive ? Cette cause secondaire réside dans le
sang qui stagne dans les capillaires, dans le sang
qui s'altère, comme nous l'avons établi, par l'immobilité. La preuve en est dans ce qui se passe à la
période de réaction du choléra où nous avons pu
également établir que la *cause unique* des accidents
typhoïdes consécutifs réside dans *cette même altération sanguine.*

Nous arrivons dès-lors à cette autre conséquence
dont nous ne doutons pas, pour notre part, à savoir :
*que les globules sanguins altérés agissent dans le même
sens que l'agent pyrogène lui-même*, que ces deux
agents, en un mot, appartiennent à une même série
physiologique qu'on pourrait appeler la série *myo-
paralytique.* D'où l'on peut encore induire qu'à l'état
normal, le *globule rouge sanguin* ou plutôt, sans
doute, l'*hémoglobine*, qui se charge incessamment
d'oxygène nouveau, se comporte à la façon d'un

agent toni-musculaire. Voici donc quel serait, dans la fièvre typhoïde, l'enchaînement des phénomènes morbides.

1° *Action d'un poison extérieur sur tout le système musculaire, d'où lésions ou tout au moins troubles fonctionnels appréciables du côté des fibres musculaires artérielles et stase sanguine consécutive*;

2° *Stase des premiers globules amenant un affaiblissement musculaire plus marqué et par suite une nouvelle stase sanguine et ainsi de suite* jusqu'à extinction du sujet ou de l'affection morbide.

A ces causes successives d'affaiblissement musculaire, n'oublions pas de joindre l'*asphyxie* dont on a déjà démontré l'action déprimante sur la contractilité musculaire.

« La contractilité, dit, en effet, M. Perrin (1), diminue rapidement, à mesure que s'opère la désoxygénation du sang. Il est d'observation que le système musculaire perd rapidement de ses forces sous l'action de l'asphyxie. Plus celle-ci est brusque, plus cet effet est rapide. »

Cette nouvelle similitude, ou du moins cette ressemblance d'effets ne doit-elle pas exister entre l'*asphyxie* et la *fièvre typhoïde, si cette dernière,* en définitive, n'est autre chose *qu'un mode particulier d'asphyxie,* comme nous l'avons établi, en commençant? On voit que de conséquences rigoureuses découlent de faits observés et interprétés avec une scrupuleuse attention.

---

(1) Dict, encycl. des sc. méd., article Asphyxie, p. 593.

Là où je serais moins affirmatif, c'est en exprimant la conviction *que le principe contagieux de la fièvre ty-phoïde pourrait être un dérivé du sang altéré ou désoxy-géné*. Mais, quel serait et comment se formerait ce dérivé? Il est un fait cependant que je me rappelle avoir lu et qui aurait été invoqué, si je ne me trompe, par mon savant maître, M. N. Gueneau de Mussy, dans la discussion récente à l'Académie, sur les diverses théories de la fièvre typhoïde. Ce fait se rapporte à la cause qu'on aurait cru pouvoir assigner à une petite épidémie de fièvres typhoïdes ayant sévi, à Londres, parmi les seules familles qui se fournissaient de lait chez la même laitière. On a découvert de la sorte que la fille de cette laitière avait été atteinte, peu de temps auparavant, d'une *dyssenterie*; que les déjections de la malade avait été jetées sur un fumier, à proximité d'un puits et qu'enfin l'eau de ce puits avait servi à laver les divers ustensiles de la laiterie. En lisant ce fait, à l'époque où je n'avais sur la fièvre typhoïde aucune des notions que je viens d'exposer, je me demandais comment les victimes de cette petite épidémie avaient toutes eu le typhus abdominal, plutôt que la dyssenterie. Aujourd'hui, ce fait ne me paraîtrait nullement étonnant, attendu que, dans *la dyssenterie, il existe une stase sanguine intestinale* parfaitement comparable à celle qui se produit dans la dothiénentérie et que les déjections alvines contiennent toujours *plus ou moins de sang*.

Avant d'aller plus loin, je donnerai ici quelques citations que j'aurais invoquées plus tôt, si je n'avais craint d'interrompre le fil des raisonnements dans lesquels j'étais engagé. Ces citations viennent à l'appui de certaines assertions que j'ai émises et dont je tiens à justifier le fondement, par l'opinion de médecins autrement autorisés que moi.

» Le sang, disent MM. Mathieu et Urbain (1), est un liquide de nature hétérogène dont les *globules rouges* représentent la partie la plus dense. On pourrait jusqu'à un certain point le comparer à de l'eau tenant en suspension des particules pesantes. »

Relativement à une autre assertion des plus importantes, voici ce que je trouve dans l'ouvrage si clair et si complet de M. Beaunis (2).

« Le sang remplit l'appareil vasculaire de manière à distendre les parois des vaisseaux, autrement dit les vaisseaux contiennent plus de sang qu'il n'en faut pour leur calibre normal, pour leur forme naturelle ; *le sang se trouve donc, grâce à la force élastique de la paroi vasculaire, sous un état de tension permanente*, tension sujette à varier, du reste, avec les variations du calibre total du système vasculaire. »

Voici ce que l'on peut lire, sur le même sujet, dans une revue générale de physiologie, relativement à l'opinion de Brünner (3) :

« C'est au moyen du *Kymographion* de Ludwig que Brünner a pu mesurer la tension du sang dans

(1) Des gaz du sang, dans Arch. de physiol. norm. et pathol., t. IV, p. 200. 1871-72.
(2) Nouv. élém. de physiol. hum., p. 636. Paris, 1876.
(3) Arch. gén. de méd., 5ᵉ série, t. VIII, p. 477. 1856.

le système musculaire. Il a réussi à suspendre les
mouvements du thorax et du cœur chez les animaux soumis aux expériences, à l'aide de l'opium
ou du chloroforme ; et en même temps, il électrisait
les rameaux périphériques du pneumogastrique
préalablement disséqué. Nous renvoyons pour les
détails au mémoire original ; disons seulement qu'il
résulte évidemment des expériences de l'auteur,
que *le sang à l'état de repos est soumis à un degré considérable de pression.* Ce phénomène tient sans doute
à ce que la capacité des vaisseaux sanguins est
inférieure à la quantité de sang qui s'y trouve contenu, et que pour livrer passage à ce liquide, les
parois de ces canaux doivent subir une distension.
Le degré de tension du sang varie beaucoup chez
le même animal : la masse du sang augmente-t-
elle, la tension augmente ; elle diminue dans le cas
contraire ; ainsi, chez un petit chien, la pression
qui équivalait d'abord à 104 millimètres de mercure,
s'éleva à 190 millimètres, après l'injection de
280 grammes de sang, et tombe de nouveau à l'état
de santé, la nature de l'alimentation et d'autres circonstances modifiant constamment la quantité de
sang, il s'ensuit nécessairement que le degré de
pression n'est pas toujours identique. Et quand la
masse sanguine reste la même, la tension varie
encore suivant l'élasticité des vaisseaux, le degré
de relâchement ou de contraction des muscles envi-
ronnants, la position du membre, etc. »

Il est facile de comprendre maintenant que la

circulation artérielle ne peut pas être si profondément troublée, sans que le cours du sang soit à son
tour modifié dans le système veineux. Quelles sont,
en effet, les principales causes qui font cheminer le
sang dans les veines ? Ce sont : 1° le cœur et les
artères dont l'intégrité des contractions est nécessaire, comme nous l'avons vu, pour faire passer les
globules sanguins à travers les capillaires ; 2° l'action des muscles qui, en se contractant dans les
membres, dans d'autres organes et dans les parois
veineuses elles-mêmes contribuent puissamment à
faire cheminer le sang dans les veines ; 3° l'aspiration qui se fait dans le thorax, sur les gros vaisseaux veineux, pendant les mouvements d'inspiration.

Or, les deux premières influences sont bien atté-
nuées, sinon complètement abolies, dans la fièvre
typhoïde ; il ne reste donc que la dernière qui persiste et encore cette force d'aspiration doit bien
diminuer, à mesure que la faiblesse générale du
sujet se prononce, chaque jour, davantage. Il doit
arriver, dans le système veineux, ce que tout le
monde a pu observer, lorsqu'après avoir plongé le
tube étroit d'une seringue, dans un liquide quelconque, on veut faire aspirer ce dernier dans le corps
de pompe, alors que le tube est à moitié obstrué
par de petits corps étrangers et que le piston est
retiré avec lenteur ou ne s'adapte pas hermétique-
ment, contre les parois du corps de pompe. Le
liquide ne monte qu'avec peine à une faible hau-

teur ; de même doit-il en être du sang veineux,
avec cette particularité cependant que le mode de
cheminement de ce dernier est loin d'offrir la simplicité qui existe, dans la comparaison grossière que
nous avons prise, à seule fin de mieux faire comprendre les modifications qu'a dû subir, de son côté,
la circulation veineuse.

D'autre part, le même effet que nous avons
signalé pour les artères doit également se produire
pour les veines, c'est que la capacité des vaisseaux
veineux doit augmenter, eu égard au volume du
sang, par suite de l'affaiblissement qui, comme
partout ailleurs, doit nécessairement se produire
dans les fibres musculaires des parois veineuses.
A cette première cause d'élargissement relatif
s'en ajoute une autre que l'on pourrait appeler
passive : c'est qu'en réalité, il arrive moins de
sang, moins de globules surtout, des capillaires
dans les veines, ce qui agrandit d'autant la capacité
de ces dernières. Si ce n'était donc la présence des
valvules dans les veines, le sang aurait une tendance à être ballotté dans celles-ci comme dans les
artères. Mais celui qui existe entre les premières
petites valvules et les capillaires, doit retomber,
vers ces derniers : *nouvelle cause d'obstruction de ces
vaisseaux.*

On voit très-clairement, par ce qui précède, que,
dans la fièvre typhoïde, le sang ne se trouvant plus,
pour ainsi dire, *en conduite forcée,* doit avoir et a,
en effet, *une tendance à obéir à l'influence de la pesanteur.*

De là cet érythème et parfois la production d'escha-
res, sur les parties déclives du corps, la nutrition
devant être profondément troublée par cette circulation incomplète. On voit encore que les vaisseaux
capillaires *se laissent distendre et par le sang qui vient
des artères et par celui qui retombe des veines.* Il doit en
résulter une friabilité plus grande de ces vaisseaux
dont la résistance avait déjà dû être diminuée par
le défaut de contractilité et par le vice de nutrition
déjà indiqué. De là, cette tendance aux hémorrhagies capillaires, aux hémorrhagies nasales en particulier. De là encore, ces sécrétions exagérées des
glandes situées sur toutes les muqueuses conges-
tionnées et en particulier les muqueuses bronchique
et intestinale, la dernière surtout. Ne sait-on pas,
en effet, d'après les travaux de Claude Bernard, que
c'est au moment où le sang est au repos, que les
glandes travaillent?

C'est de la même façon que s'explique l'hypertro-
phie des follicules clos de l'intestin et celle des
glandes de Peyer qui ne sont constituées que par
l'agglomération d'une grande quantité de ces follicules clos, lésions qui, depuis les immortelles
recherches de M. Louis, ont été regardées comme
caractéristiques de la fièvre typhoïde, quoiqu'on
puisse les observer ailleurs. Sur chacun de ces follicules clos, les vaisseaux capillaires si déliés, qui
se distribuent, dans l'intérieur de ce petit organe,
se congestionnent et c'est sous l'influence de cette
congestion que l'épithélium nucléaire qui en remplit

la cavité à l'état normal, se forme en plus grande
abondance, au point que le follicule subit une distension considérable et finit par se rompre. D'où, la
formation des altérations des follicules et des plaques de Peyer, formation qui est favorisée du reste
par le vice de nutrition que j'ai signalé précédemment, dans tous les tissus. Quant à l'engorgement
des ganglions mésentériques, il serait causé et en-
tretenu par la présence des ulcérations intestinales
que la diarrhée ne cesse pas de baigner et d'irriter.

Cette convergence du sang vers les vaisseaux
capillaires, sous l'influence de la pesanteur et du
défaut de tension artérielle, cette convergence nous
montre encore que le sang reste nécessairement
plus ou moins immobile ou jouit, du moins, d'une
faible mobilité, tant sur les petites artères terminales
que sur les veinules qui forment l'origine du système veineux. On comprend, dès lors, que la fibrine
du sang ait plus de tendance qu'ailleurs à s'y coaguler, surtout si la tunique interne de ces petits
vaisseaux vient à se dépouiller, même partiellement,
de son revêtement endothélial. De là, la possibilité
de *thromboses,* tant du côté des artères que du côté
des veines et plus souvent du côté des veines, parce
que le sang y est plus immobile. De là, la fréquence
relative de ces prétendues phlébites qui ne sont
autre chose que des veines distendues par des cail-
lots ainsi formés. De là encore, la formation possible, quoique plus rare, de thromboses artérielles
et de gangrènes consécutives du côté des membres;

gangrènes qui ont été principalement signalées par
MM. Bourgeois (d'Etampes), Patry, Béhier, Hayem
et beaucoup d'autres, sans doute.

Il est temps d'expliquer quelques autres symptômes qui se comprennent à merveille, avec le mécanisme que nous venons d'indiquer.

Tout le monde connaît la démarche chancelante
et la pâleur de la face qui caractérisent la période
prodromique du typhus abdominal. D'où viennent
ces symptômes? Ils viennent de ce que, le sang
obéissant à la pesanteur, se retire de la tête et par
conséquent du cerveau. Ce liquide descend non-
seulement par les artères carotides et vertébrales, mais
encore par les veines jugulaires internes et autres veines du cou et du thorax, dépourvues de valvules. Il y a
donc un commencement d'anémie cérébrale qui se
traduit par des vertiges. D'où vient qu'un malade plus
avancé et que l'on fait asseoir sur son lit, soit immédiatement pris de vertiges? Cela provient de la même
cause, d'une anémie cérébrale plus marquée, les parois
artérielles et veineuses étant devenues plus faibles
par le progrès du mal et le sang se retirant à la fois
des artères et des veines cérébrales, pour affluer vers
le cœur. D'où vient enfin qu'à une période plus avancée et même au début de la convalescence, on observe parfois des *morts subites*? Toujours de la même
cause, du moins dans bien des cas. A ce moment, la
capacité vasculaire doit être véritablement énorme,
eu égard au volume du sang qui a dû diminuer à la

suite d'une longue maladie : car, si l'obstruction signalée par M. Hayem dans les artères coronaires
se produit dans d'autres artères, ce qui nous paraît
infiniment probable, cette obstruction a eu le temps
de disparaître et les éléments musculaires de formation récente sont encore trop jeunes pour pouvoir
donner à la paroi artérielle le degré de contractilité
dont elle aurait besoin. Il suit de là qu'en se levant
ou simplement en s'asseyant sur leur lit, certains
malades peuvent être pris d'une *syncope mortelle*, tout
le sang du cerveau refluant brusquement vers les
gros vaisseaux et vers le cœur, sous l'influence de
la pesanteur. On comprend, en effet, parfaitement
que cette sorte de siphon cérébral que forment par
leur réunion les artères vertébrales et carotides internes avec les sinus et les veines qui leur font suite
jusqu'aux veines jugulaires internes, que ce siphon
ne puisse plus s'amorcer, quand le sang est descendu,
à un certain niveau, dans les deux branches. De là
enfin, la permanence de la syncope et par suite la
mort immédiate.

Nous arrivons à l'examen d'une autre conséquence
importante de ces troubles circulatoires, importante
surtout au point de vue physiologique. Envisagés
dans leur ensemble, ces troubles, nous l'avons vu,
résultent du défaut de tension du grand sac contractile artériel qui va du ventricule gauche aux capillaires et amènent un retard plus ou moins grand,
dans la marche du sang, dans celle des hématies et

des leucocytes notamment. Or, qu'est-ce qui se passe du côté du cœur, au même moment où ces troubles se produisent? Les mouvements du cœur s'accélèrent : au lieu de battre de 60 à 80 fois, le pouls bat de 90 à 120 fois par minute. Demandez au premier médecin venu, au plus instruit comme au plus ignorant, la conclusion qu'il tire de cette accélération survenue dans les battements du cœur. Il vous répondra ce que nous aurions répondu nous-même, avant de nous être livré à cette analyse minutieuse : « *cette accélération prouve que la circulation est devenue plus active, que la vitesse du sang s'est accrue, tant du côté des artères que du côté des veines.* » Voyez d'ailleurs à cet égard l'opinion d'un éminent physiologiste, l'opinion de Longet dont j'ai déjà parlé, p. 42. Or, c'est justement la proposition contraire qui est rigoureusement vraie : *cette accélération du pouls prouve, selon nous, que la circulation s'accomplit avec plus de lenteur et que la vitesse du sang a diminué partout. Car, si la vitesse du sang diminue dans la grande circulation,* comme nous l'avons démontré, *elle doit nécessairement diminuer dans la circulation pulmonaire, et réciproquement.*

On s'explique, de la sorte, cette particularité qui aurait paru bien singulière avec l'hypothèse contraire, à savoir que la quantité d'oxygène contenue dans le sang diminue, à mesure que les battements du cœur augmentent de fréquence. Car, si le sang circulait plus vite, les mêmes hématies reviendraient plus souvent au poumon et seraient par conséquent

5

chargées d'une plus grande quantité d'oxygène.
« Le fait mis en relief par ces expériences, disent
MM. Mathieu et Urbain (1), consiste dans la *coïnci-
dence qui se produit entre l'accélération des battements
du cœur et la diminution du volume d'oxygène contenu
dans une même quantité de sang artériel.* »

Quoique paradoxale, la proposition que nous venons d'émettre sur la diminution de la vitesse du
sang coïncidant avec l'accélération des battements
du cœur est absolument certaine, nous osons l'affirmer sans la moindre hésitation. A quoi servirait
donc l'analyse attentive d'un phénomène quelconque,
si ce n'est à redresser les apparences trompeuses que
peut revêtir ce phénomène ? Contester la justesse de
cette affirmation, reviendrait à dire que plus une
route étroite est encombrée, celle des capillaires par
exemple, plus vite on y circule; que plus un agent
d'impulsion est faible, toutes les autres conditions
étant égales d'ailleurs, plus loin il projette le même
corps pesant; qu'enfin une arme à feu quelconque
pousse d'autant plus loin un même projectile que la
charge de poudre est moins considérable. Je n'insiste pas davantage. Comment, avec les données
d'une pareille balistique, pourrait-on se flatter de
conquérir un terrain assez vaste, pour y asseoir les
fondements d'une thérapeutique rationnelle ?

Non, la circulation n'est pas devenue plus active
dans la fièvre typhoïde; elle y est, au contraire, in-

(1) Loc. cit.; t. IV, p. 467.

finiment ralentie, malgré la fréquence plus grande
que l'on constate dans le nombre des battements du
cœur. Il s'agit là bien plutôt, si nous pouvons ainsi
dire, d'une circulation incomplète et hypocrite, le
sérum sanguin pouvant seul franchir assez librement
l'obstacle capillaire et les globules se déposant les
uns après les autres, sur le milieu de leur course.
Quant au cœur, il trépigne sur place et fait peu de
besogne, quoiqu'il fasse plus de bruit.

Sans vouloir généraliser trop vite ni appliquer à
tous les cas indistinctement, cette proposition qui
souffre, comme nous le verrons plus tard (v. p. 100),
quelques exceptions, nous arrivons donc à la cön-
clusion physiologique suivante, vraie d'une manière
générale, c'est que, *plus le nombre des battements du
cœur diminue, plus la vitesse du sang augmente et plus
la circulation devient active.* Cette fois, le cœur, avant
de se contracter, attend qu'une ondée sanguine suffisante distende tout le sac artériel, que ce dernier
soit en *charge forcée*; puis, imprimant à cette ondée
une impulsion vigoureuse, il force les globules à
franchir les capillaires qui sont eux-mêmes rigides,
pour que le passage de ce défilé soit rendu plus facile. Nous aboutissons en définitive, par une autre
voie, à la même conclusion déjà si nettement formulée, sous une autre forme, par M. Marey, dans son
beau livre sur la circulation : *c'est qu'à mesure que la
tension artérielle augmente, la fréquence des battements
du cœur diminue.* Nouvelle preuve, si on en avait besoin, que la physiologie est *Une* et qu'on y aboutit de

toutes parts aux mêmes vérités et par suite aux
mêmes propositions, lorsqu'on envisage le fonction-
nement des mêmes organes chez un être vivant, soit
à l'état de santé, soit à l'état de maladie.

Nous venons de voir, par l'analyse des divers
phénomènes morbides qui se passent dans la fièvre
typhoïde, combien il importe, pour le fonctionne-
ment régulier de la circulation et par conséquent
pour le maintien de la santé générale, que la tension vasculaire *ne soit pas trop affaiblie.* Or, il n'importe pas moins *qu'elle ne soit pas non plus trop forte* :
nous en avons la preuve dans ce qui se passe chez
certains sujets qui, après avoir été atteints d'une
fièvre typhoïde, parfois des plus graves, acquièrent
un développement et une plénitude de forces qu'ils
n'avaient jamais connus auparavant. Est-ce qu'un
pareil changement n'indique pas qu'il existait anté-
rieurement chez eux une sorte *de manque de souplesse
des parois vasculaires* qui faisait sans doute que le
sang passait trop vite dans les organes et que l'as-
similation et la désassimilation ne pouvaient pas s'y
accomplir dès-lors dans des conditions tout à fait
normales?

En disant précédemment que tout médecin aurait
méconnu la véritable signification des battements
du cœur accélérés eu égard à la lenteur plus grande
qui en résulte pour la circulation du sang, j'aurais
dû admettre au moins une exception. Voici, en
effet, le passage suivant que j'extrais d'une revue
critique des plus remarquables de M. Strauss, con-

cernant *des travaux récents sur les gaz du sang et les échanges respiratoires :*

« La rapidité avec laquelle, dit ce judicieux critique (1), le sang traverse les capillaires du poumon est une des raisons qui font qu'il ne s'hématose pas complètement. Néanmoins, cette question a été fort peu étudiée, et, à notre connaissance, les seuls qui s'en sont occupés sont deux physiologistes dont nous aurons souvent à citer le remarquable mémoire, MM. Mathieu et Urbain. D'après leurs recherches, plus le courant sanguin s'accélère dans le poumon, moins il absorbe d'oxygène, moins il dégage d'acide carbonique, moins il s'artérialise en un mot. Mais il faut bien reconnaître que l'expérience qu'ils invoquent à l'appui de cette opinion n'est pas à l'abri de toute critique ; ils remarquent que la section des pneumo-gastriques (2) accélère les battements cardiaques, et en même temps diminue la proportion d'oxygène dans le sang artériel. *Mais de ce que le cœur bat plus fréquemment, il ne s'ensuit pas que la vitesse de l'ondée qu'il lance dans les artères augmente en proportion ; cette vitesse est en raison directe, non-seulement du nombre, mais encore de la force des contractions du cœur ; or, l'on sait que la section des pneumo-gastriques affaiblit le cœur, en même temps qu'elle en*

---

(1) Arch. gén. de méd., 6° série, t. XXI, p. 502. 1873.

(2) MM. Mathieu et Urbain se mettent à l'abri du ralentissement de la respiration, conséquence inévitable de la section des pneumo-gastriques, en excitant le bout central de ces nerfs. (Note de M. Strauss.)

précipite les mouvements. Dans l'expérience de
MM. Mathieu et Urbain, on pourrait tout aussi bien
admettre que l'*hématose incomplète tient au ralentissement et non à l'accélération de la circulation pulmonaire.* L'influence de cette vitesse, ainsi que celle de
la tension qui règne dans les capillaires du poumon
sur l'acte de l'hématose, est donc une question qui
exige et qui mérite de nouvelles recherches. »

Dans l'exposé qui précède, nous avons admis, en
parlant de l'affaiblissement contractile des parois
vasculaires, que cet affaiblissement portait sur les
fibres musculaires et nous n'avons pas parlé de
l'influence que pouvaient jouer les nerfs vaso-moteurs, dans la production de cette parésie musculaire.
Pourquoi cette omission ? C'est parce que les divers
phénomènes morbides du typhus abdominal peuvent
s'expliquer, comme nous l'avons vu, sans qu'il soit
nécessaire de faire intervenir l'action de ces nerfs
vaso-moteurs. Nous avons voulu, dès-lors, rester
fidèle à cette règle pratique qui a cours dans toutes
les sciences et qui veut que, dans l'explication à
donner de n'importe quel phénomène, *les hypothèses
ne doivent jamais être multipliées sans une absolue nécessité.* Cet amoindrissement de la faculté contractile
ne porte pas, d'ailleurs, exclusivement sur les muscles vasculaires : il atteint, comme nous l'avons vu,
le système musculaire tout entier. Si les fibres ner-
veuses du grand sympathique jouaient un rôle, nous
ne dirons pas important, mais un rôle quelconque,
dans la production de cette faiblesse contractile,

nous observerions des troubles nerveux corrélatifs, du côté des nerfs provenant directement de l'axe cérébro-rachidien. C'est ce qu'on observe notamment dans les formes diverses que revêt l'intoxication palustre, formes dans lesquelles des troubles sensitifs et moteurs se voient si souvent, du côté des nerfs crâniens et rachidiens. Or, rien de pareil n'arrive dans la fièvre typhoïde : les seuls symptômes nerveux primitifs qu'on y remarque sont les vertiges, les troubles de l'ouïe, la céphalalgie, etc., etc., symptômes que nous avons vu dépendre uniquement de l'anémie cérébrale qui se produit par défaut de tension artérielle et s'exagère, dans la position assise ou debout, sous l'influence de la pesanteur. Telles sont les raisons pour lesquelles nous n'avons jamais parlé de troubles provenant d'un défaut d'action des nerfs vaso-moteurs, rien ne nous autorisant à admettre l'existence, pas plus de ces troubles que de ce défaut d'action nerveuse.

Pour terminer cette longue étude de physiologie pathologique, il nous reste à dire quelques mots des modifications qui doivent nécessairement survenir dans le cours de la lymphe et que l'on devine aisément, lorsqu'on a déjà étudié avec soin les troubles de la circulation veineuse dont il a été question précédemment (Voyez p. 59). Quoique la plupart des anatomistes s'accordent à rejeter l'existence des communications directes entre les vaisseaux lymphatiques à leur origine et le système capillaire sanguin, ils n'en admettent pas moins que l'intégrité

du cours du sang est nécessaire, pour que la lymphe
elle-même progresse avec régularité dans les vaisseaux qui la contiennent (1). Or, nous avons vu,
d'une part, combien, dans l'affection morbide qui
nous occupe, le courant sanguin est devenu faible à
l'origine du système lymphatique, et même sur tout
le trajet circulatoire, et d'autre part combien se
trouve diminué l'appel du sang fait par l'élargissement de la cavité thoracique pendant les mouvements d'inspiration. Comme ce sont à peu près les
mêmes influences qui, à l'état normal, provoquent
le cours de la lymphe, on voit que ce dernier doit
être considérablement ralenti. Or, si on veut savoir
plus particulièrement ce qui se passe du côté des
vaisseaux lymphatiques de l'intestin, on voit que les
fibres élastiques de ceux-ci doivent chasser la lymphe, moitié vers les ganglions mésentériques et moitié vers la muqueuse intestinale et les glandes de
Peyer qu'un réseau si riche environne. Nouvelle
cause à ajouter à l'engorgement des glandes de
Peyer et à celui des ganglions mésentériques.

Pourquoi maintenant la fièvre ne se déclare-
t-elle pas, dès l'apparition des premiers accidents,
dès le début de la période prodromique? Pourquoi
se montre-t-elle plus tard et à quel moment précis
se développe-t-elle? A quoi est due l'élévation de la
température? Car il semblerait que celle-ci devrait

(1) Consulter l'article Lymphatique (Anatomie), par M. Ch.
Robin, dans le Dict. des Sc. méd.

plutôt s'abaisser, la quantité d'oxygène qui entre dans l'organisme ayant diminué. Ce sont là autant de questions ou de difficultés que je me contente d'indiquer, pour montrer que je m'en suis préoccupé ; mais je n'ai pas su en donner une solution qui m'ait paru acceptable. L'impossibilité actuelle de résoudre ces difficultés n'enlève rien cependant de leur rigueur aux résultats fournis par l'étude d'une question si pleine d'intérêt et à la solution de laquelle nous nous sommes attaché dans ce travail.

Pour mieux permettre de saisir le lien de ces phénomènes morbides si complexes, pour mieux en faire comprendre l'enchaînement et la subordination réciproques, il nous reste à en donner la formule synthétique, c'est-à-dire à exprimer, en quelques courtes propositions, l'ordre de succession des lésions et des symptômes que nous venons de soumettre à une patiente analyse.

Or, voici quels sont les principaux désordres matériels et fonctionnels que nous paraît produire sur l'organisme l'absorption du poison générateur de la fièvre typhoïde, lequel appartient à la série d'agents physiologiques qu'on pourrait appeler *agents débilitants musculaires* ou *myo-paralytiques* :

1° *Troubles nutritifs du système musculaire, amenant, partout où il se trouve, une diminution de contractilité* ;

2° *Le cœur et les muscles vasculaires, après être devenus le siége de cette altération, comme tout le reste du système musculaire, cessent de fonctionner normale-*

*ment, d'où résulte une diminution notable de tension
dans tous les vaisseaux ;*

3° *Stase sanguine consécutive dans tous les organes et
altération des globules du sang, qui acquièrent ainsi des
propriétés toxiques et donnent lieu au développement
d'accidents d'asphyxie ;*

4° *Ce nouveau poison né* in situ *est de même nature
ou, du moins, il possède les mêmes propriétés que le
premier : c'est un agent* myo-paralytique;

5° *De nouvelles congestions se font successivement de
la sorte, d'autant plus dangereuses que le sujet a plus de
sang, qu'il est plus vigoureux, et amènent un ralentissement marqué de la circulation, coïncidant avec une
accélération des battements du cœur ;*

6° *Les différents troubles observés s'expliquent par ces
diverses perturbations physiologiques.*

§ II. — De l'état typhoïde en général.

Tous les médecins savent qu'un grand nombre
d'affections morbides se compliquent parfois d'un
état typhoïde, c'est-à-dire qu'elles revêtent, à un
moment donné de leur évolution, certains symptômes saillants de la fièvre typhoïde, telles qu'une
grande faiblesse musculaire, de la stupeur, de la
diarrhée, etc., etc.

Il serait donc intéressant de savoir si, dans toutes
ces affections, parfois très-disparates, le cortége
symptomatique, pour ainsi dire, incident, n'a pas

sa raison d'être dans l'existence de changements matériels cómmuns qui seraient survenus dans l'état anatomique de tel ou tel élément de l'organisme.

Comme nous n'avons nullement l'intention d'étudier à fond les différents cas où cet état typhoïde peut se présenter, ce qui nous entraînerait bien loin de notre sujet, il nous paraît inutile de rechercher la nomenclature exacte et complète de ces diverses affections. Nous nous bornerons donc à énumérer de souvenir celles que nous connaissons, les considérations qui s'appliquent à ces dernières pouvant également s'appliquer à toutes les autres. Nous avons donc maintes fois observé l'état typhoïde, comme tous nos confrères d'ailleurs, dans certaines formes d'*érysipèle, dans la méningite cérébro-spinale, la phlébite, la phthisie aiguë, certaines brûlures étendues, même superficielles*, c'est-à-dire peu profondes, dans certaines *phlegmasies*, telles que la *pneumonie* et surtout la *néphrite*, etc., etc.

Nous nous attacherons simplement à montrer dans ce court paragraphe, qu'il existe un procédé d'études, applicable sans doute à un grand nombre de questions de physiologie pathologique, si nous pouvons en juger, du moins, par le profit que nous en avons retiré, dès que nous avons voulu l'appliquer. Ce procédé, bien simple, le voici : il consiste à scinder les questions difficiles, à les fragmenter, pour ainsi dire, en un petit nombre de questions secondaires dont chacune, prise isolément, devient ainsi beaucoup plus abordable.

Mais, pour ne pas rester dans le vague, nous allons indiquer brièvement comment nous avons été conduit à l'étude précédente, sur quelle méthode nous nous sommes guidé, pour ne pas nous perdre au milieu de cette complexité de phénomènes morbides. Or, la même méthode peut servir, non-seulement pour l'étude des autres états typhoïdes, mais encore pour bien d'autres études pathogéniques qu'il faut absolument pousser avec une grande vigueur et une continuelle attention, si on veut donner à la thérapeutique médicale la même sûreté d'action qu'a déjà acquise, en bien des cas, sinon dans tous, la thérapeutique chirurgicale, beaucoup plus exempte de préjugés. Analyser les opérations de l'esprit n'est pas perdre son temps ; cette connaissance équivaut à celle du procédé opératoire dans les opérations chirurgicales d'une exécution périlleuse et délicate. A quoi servirait d'avoir des connaissances variées, un bon esprit et d'excellents outils, si on ne savait pas mettre toutes ces ressources à profit, dans les occasions difficiles? Réfléchir sur ce que l'on a fait, réfléchir encore avant d'agir, qui est-ce qui peut être assez grand pour trouver cette marche inutile et même indigne d'attention? La pratique et la théorie doivent constamment se donner la main et non pas se repousser mutuellement. Cultiver l'une au détriment de l'autre, c'est vouloir se priver d'une échasse, quand on peut en avoir deux et qu'on a absolument besoin des deux pour franchir un obstacle, sous peine de tomber ou de rester en route.

En étudiant ailleurs la caractéristique des lésions, j'avais été conduit à distinguer celles-ci des produits pathologiques qui leur succèdent souvent et provoquent à leur tour, tant qu'ils ne sont pas expulsés par la nature ou autrement, l'apparition de nouvelles lésions dans les tissus ou organes avoisinants. Cette considération m'avait porté à admettre l'existence de certaines *entités morbides à affections conjuguées*, ou plus simplement d'*affections conjuguées*, dont le propre est de se rattacher l'une à l'autre, lorsqu'il n'y en a que deux, par un *produit pathologique*. Prenons, par exemple, le cas d'un séquestre, emprisonné au milieu des parties molles environnantes. Ce séquestre n'assimile et ne désassimile plus rien, il ne vit plus, en un mot, il est devenu corps étranger à l'organisme : ce séquestre constitue, dès lors, *un produit pathologique* et nullement une lésion. Or, par quoi a-t il été produit? Par une ostéite, *affection initiale*. A quel genre d'accidents donne-t-il lieu, une fois qu'il est produit? A une inflammation suppurative, *affection terminale*.

Il en était de même du choléra, que je venais d'étudier avec soin et dans lequel on trouve deux affections reliées l'une à l'autre par un *produit pathologique*, lequel est constitué par *un plus ou moins grand nombre de globules sanguins privés de vie ou nécrosés* comme l'os de tout à l'heure. C'est ce *produit pathologique*, nous l'avons déjà dit, qui donne lieu, dans le choléra, aux accidents dits *typhoïdes* de la période de réaction. Or, notre premier soin, en abordant l'étude de la pathogénie de la *fièvre typhoïde*, a été de rechercher *si ce même produit pathologique* y existait réellement, et je n'ai pas tardé à le trouver, tant dans mes souvenirs que dans les livres.

Partant de cette donnée si simple, il devenait impossible de confondre ce qui se passait avant avec ce qui se passait après l'apparition de ce produit pathologique, et il s'agissait de savoir en premier lieu par quoi il avait été causé, de rechercher, en d'autres termes, le mode de développement de l'*affection initiale*, question relativement facile, dont la complexité du moins ne saurait être comparée à celle de tout l'ensemble des phénomènes morbides. En procédant de la sorte, j'ai pu voir très-distinctement que, dans le choléra et dans la fièvre typhoïde, l'*affection initiale* seule différait et que l'*affection terminale* était la même, à certaines nuances près. Puis, poussant jusqu'au bout cette analyse, j'ai étudié à fond cette affection terminale, pour la fièvre typhoïde, chose que je n'avais pas faite dans mes recherches sur le choléra, dont je n'avais analysé que la période algide, autrement dit l'*affection initiale*. Ainsi se trouvait donc complétée, du même coup, l'étude que j'avais entreprise sur la pathogénie du choléra. C'est à cet artifice de méthode ainsi qu'aux termes d'*accidents typhoïdes du choléra*, que je n'avais nullement inventés, que je dois d'avoir songé à opérer quelque rapprochement entre deux entités morbides que je croyais entièrement *disparates et très-éloignées l'une de l'autre*.

On peut voir que, dans toute cette série d'études, l'esprit se trouve, à chaque instant, guidé par une sorte de lien invisible, qu'il peut, dès lors, s'arrêter tout le temps nécessaire sur telle ou telle difficulté incidente, sans pour cela perdre la trace de la direction générale qu'il doit suivre. Les difficultés se trouvent ainsi scindées, comme elles le sont en géométrie, en physique ou en chimie, comme elles le sont et doivent l'être dans toutes les sciences où l'on ne voit jamais la vérité du premier coup, où elle s'achète toujours, par de longues et pénibles recherches. Il y a pour nous une nécessité de plus à montrer la marche que nous avons suivie, car, *nous n'avons en rien innové*; en la suivant, nous n'avons fait que nous conformer strictement aux errements et aux traditions qui sont en honneur dans toutes les autres sciences, dans la médecine comme ailleurs, quand il ne s'agit pas de thérapeutique où une rapide intuition s'est trop souvent substituée à l'observation patiente et rigoureuse.

Or, là ne se bornent pas les avantages de la méthode que nous avons suivie dans nos recherches. Grâce aux éclaircissements qu'elle nous a déjà fournis, nous pouvons apercevoir un lien dont nous n'aurions jamais pu soupçonner la nature, entre toutes les affections morbides se compliquant d'un état typhoïde. Toutes, on peut l'affirmer d'avance, ont *un produit pathologique commun*, lequel est constitué *par des globules sanguins altérés par l'immobilité*; elles ont, par conséquent, une affection terminale commune. Ce qui diffère, pour chacune, *c'est la ou les affections initiales*, c'est le mécanisme physiologique par lequel arrive cette immobilité particulière des globules. Si on veut donc étudier avec soin la pathogénie de ces diverses affections, on se trouve déjà avoir fait une partie de la besogne, en ne tenant compte que des seules considérations qui précèdent.

Cet ordre d'idées nous rappelle même une lacune qui nous a échappé dans le précédent paragraphe. Après avoir montré la tendance qu'a le sang à stagner dans les capillaires et à produire des thromboses artérielles et veineuses, j'ai omis de dire qu'à une période déjà avancée de l'évolution morbide typhoïde, alors que le malade semble devoir entrer prochainement en convalescence, il pouvait arriver et il arrive souvent que, sans imprudence de régime ou d'une autre nature, ce malade soit pris d'une rechûte. Or, supposons qu'à un moment donné, ces thromboses, heureusement faciles à dissocier d'ordinaire (sans quoi, beaucoup plus de malades auraient des gangrènes sèches ou humides), viennent à se détacher brusquement ou même successivement, quoique encore vite, dans une zone vasculaire assez étendue. Que doit-il advenir dans ces cas? Ce que M. Pouchet (de Rouen) a constaté dans ses expériences sur la congélation, c'est que, lorsqu'une semblable avalanche de globules sanguins altérés pénètre dans un temps très-court dans la circulation, un empoisonnement grave ne tarde

pas à se manifester, et nous savons maintenant de
quelle nature est ce poison. On saisit par là le danger qui peut être causé par ces globules désorganisés, quand ces sortes d'embolies se détachent en
grande abondance d'un département quelconque du
système vasculaire et ont accès dans le torrent circulatoire.

N'y a-t-il pas, dans cette manière de procéder,
laquelle n'exige d'ailleurs d'autre mérite que celui
de faire attention, n'y a-t-il pas plus de précision
et de rigueur dans les résultats obtenus, n'en ré-
sulte-t-il pas plus d'assurance et de sécurité tout à
la fois dans le choix des moyens thérapeutiques à
adopter? Que nous répondraient encore aujourd'hui
beaucoup d'excellents médecins, si nous leur de-
mandions de vouloir bien nous dire comment ils
comprennent l'état typhoïde, ainsi que la manière
de le traiter? Ils nous répondraient ou à peu près
que cet état est caractérisé par de la stupeur et une
grande prostration des forces, des congestions pas-
sives dans tous les organes, ainsi que par l'atonie de
tous les tissus, que ce qui convient en conséquence,
ce sont les toniques, le quinquina, les alcooliques,
etc., etc. Quelle indication trouvons-nous dans ces
notions vagues, pour procéder à de nouvelles recherches? Comment, dès-lors, pourrions-nous instituer une médication précise, tant que nous conser-
verions cette pathogénie rudimentaire ?

Il suffit au contraire de jeter un simple coup
d'œil sur les noms des affections à forme typhoïde

6

que nous avons énumérées, pour comprendre que
les données physiologiques précédentes doivent leur
être applicables. Dans toutes, nous observons *de la
fièvre et des dilatations vasculaires plus ou moins étendues*, ce qui indique déjà *un défaut de tension dans les
vaisseaux, avec toutes les conséquences que nous avons
vu en découler.* Nous avons assurément bien des
choses à apprendre sur leur pathogénie ; mais le
peu que nous en savons vaut mieux que cette vague
intuition qui peut parfois réclamer cependant plus
de clairvoyance que n'en exigerait une recherche
plus rigoureuse, pourvu que celle-ci fût basée sur
une méthode véritablement scientifique. Pour ce
qui nous concerne, nous étions loin de soupçonner,
quand nous avons établi pour la première fois cette
distinction des affections conjuguées, que nous en reti-
rerions si vite la facilité d'études que nous y avons
trouvée, et nous serions trop heureux, pour le bien
de l'humanité, que d'autres l'y trouvassent comme
nous.

§ III. **Des indications thérapeutiques dans la
fièvre typhoide et des moyens de les remplir.**

Pour bien apprécier les indications thérapeutiques qu'il s'agit de remplir dans la fièvre typhoïde,
il faut avoir sous les yeux, ou du moins se remettre
en mémoire les conclusions qui ont été laborieuse-

ment édifiées dans la première partie de ce travail et dont on a la teneur à la page 73.

Or, que ressort-il de la lecture attentive de ces conclusions ?

C'est que : 1° la fièvre typhoïde consiste en un double empoisonnement successif : le premier poison étant venu du dehors, et le second s'étant développé dans l'organisme même, sous l'influence du premier ;

2° Ces deux poisons, quoique d'origine différente, ont la même action physiologique ; ils frappent d'impuissance le système musculaire tout entier : ce sont des agents myo--paralytiques.

Ce simple aperçu suffit pour nous montrer que l'indication *principale* ne change pas durant tout le cours de l'affection morbide ; qu'il s'agit de rendre au système musculaire la contractilité qu'il a perdue, et que plus vite celle-ci sera rétablie, plus les troubles produits s'amenderont, et plus vite le malade sera guéri. Il en serait de même chez un individu qui aurait eu la jambe cassée par un coup de pied de cheval, par exemple, et qui, vingt à trente jours après, tombant violemment de son lit, avec un appareil léger et peu solide, aurait détruit le cal en voie de formation. Après chaque accident, l'indication consiste à affronter, puis à immobiliser les fragments et personne ne trouvera à redire à ce que le chirurgien fasse toujours la même chose, qu'il remette un second appareil après le dernier accident, et qu'il le rende même plus solide que ne l'était.le premier. Peu importe d'ailleurs qu'il l'ait fait la première fois avec de simples coussins et des attelles et qu'il emploie, la seconde fois, un appareil fait avec la dextrine, l'amidon, le plâtre, le silicate de potasse ou toute autre substance solidifiante. Chaque chirurgien sans doute peut avoir ses préférences, parce qu'il a l'habitude de se servir de telle ou telle substance et que par conséquent il la manie mieux que les autres. Mais il ne répugnera nullement à en employer toute autre si la première lui fait défaut, ou simplement s'il lui prend la fantaisie bien inoffensive de savoir quelle est de deux, trois ou quatre substances celle qui se solidifie le mieux et le plus vite, celle qui donne tout ensemble aux appareils le plus de solidité unie à la plus grande légèreté et même au plus de grâce, pour ne pas oublier le *jucundè*.

Pourquoi donc les médecins sont-ils en général beaucoup moins accommodants ? Pourquoi se cantonnent-ils dans une médication, comme dans une enceinte fortifiée d'où ils puissent tout à l'aise démolir les médications de leurs confrères, tout en protégeant la leur contre les atteintes qu'on y porte par plusieurs feux croisés partis de tous les points de l'horizon ?

Est-ce que les physiciens ou les chimistes, les mathématiciens ou les astronomes se comportent de la sorte quand on leur annonce une expérience nouvelle, une formule différente ou la rectification de la mesure d'un astre, etc., etc.? Dans ces divers cantonnements de la science, on n'y est pas toujours assurément de l'accord le plus admirable. Mais, nulle part, il n'y a tant ni de si vives contestations qu'en médecine ; ici, on va même parfois jusqu'à y deviner l'expérience, sans qu'on ait besoin de contrôler telle ou telle assertion nouvelle et l'on fait toutes ces choses de la meilleure conscience du monde, sans se douter qu'on stérilise ainsi les efforts d'un très-grand nombre de médecins et qu'on entrave la marche du progrès, qu'on porte enfin une atteinte grave à l'intérêt des malades et à la bonne réputation du corps médical tout entier. Qu'on se donne de garde d'accepter *aveuglément* tout moyen thérapeutique nouveau, rien de plus légitime. *Mais qu'on ne le repousse jamais, d'où qu'il vienne, sans un contrôle sérieux*, et que, sans perdre un seul instant de vue l'intérêt de ses malades, on s'efforce d'apporter dans ses jugements toute l'impartialité qui convient à des hommes justes et éclairés : tel est l'*esprit thérapeutique* qu'on doit tendre à acquérir, quand on ne l'a pas suffisamment. Le progrès n'est possible qu'à ce prix. Qu'on n'oublie pas davantage que le concours de tous est nécessaire, si on tient à voir s'élever rapidement la plus belle des sciences, celle qui a la vie humaine pour enjeu de ses généreux et bienfaisants efforts.

Mais revenons, après cette longue digression, au point particulier qui nous occupe. Nous avons vu quelles étaient les indications à remplir pour tout agent qu'on se propose d'opposer à la fièvre typhoïde:

il faut que cet *agent donne de la contractilité au système musculaire, qu'il soit, pour le dire plus vite, un toni-musculaire ou un excito-moteur*, en admettant que le nerf moteur, en certains cas, soit l'intermédiaire obligé de cette excitation.

Qu'on prenne donc cet agent de toutes mains, pourvu qu'il ait cette *propriété*, qu'on l'accepte des empiriques aussi bien que du plus grand physiologiste. Que nous importe, s'il guérit nos malades ! Et si l'on vient à nous offrir dix remèdes au lieu d'un, soyons bien convaincus que l'intérêt de notre instruction exige que nous les connaissions tous. Si nous avons cette conviction bien enracinée dans notre esprit, nous aurons tôt ou tard occasion de les employer ou de les voir employer par d'autres, si notre conscience se refuse à nous livrer à des essais que nous croirions préjudiciables à nos malades. Mais, quel est le médecin qui ne parviendrait pas, s'il le voulait bien, à se rendre témoin des effets d'un traitement suivi par un de ses confrères ? Les prôneurs de remèdes ne sont guère disposés à cacher la lumière sous le boisseau. Or, je ne sache pas qu'on puisse charger gravement sa conscience, à se rendre, chez quelques malades, le témoin impassible des expériences d'un confrère éclairé et honorable.

Les médications que l'on a dirigées contre la fièvre typhoïde sont des plus nombreuses, et, quoique nous nous soyons livré à un grand nombre de recherches sur la nature des diverses substances em-

ployées, nous n'avons pas la prétention de les connaître toutes.

Nous parlerons ici plus particulièrement de celles
sur lesquelles il nous paraîtra possible de donner
une appréciation motivée.

Nous signalerons en premier lieu le traitement par
la *saignée*, qui a été préconisé en particulier, par une
de nos grandes autorités médicales. M. Bouillaud
affirme que les *émissions sanguines*, pratiquées dès le
début de la période d'invasion, atténuent presque
toujours la gravité des accidents et qu'elles ont même
réussi, dans bien des cas, à *juguler* la maladie, c'est
l'expression dont s'est servi notre illustre maître.
Sans nous déclarer, pour notre part, partisan de
cette médication, parce qu'elle ne répond qu'à une
indication *secondaire* et que l'indication *principale*
peut être parfaitement remplie par d'autres, nous
croyons aux bons effets de la saignée à une période
peu avancée de la période d'invasion, et nous croyons
à la possibilité de *juguler* ainsi la maladie dans quelques cas, bien que cette assertion ait rencontré,
chez la plupart des cliniciens, une sorte de répro-
bation générale. Les émissions sanguines, en effet,
diminuent la quantité de poison que nous avons vu
se former dans l'organisme et elles le font en sous-
trayant *une certaine quantité de globules sanguins à
la transformation toxique* que ceux-ci n'auraient pas
manqué de subir dans peu de temps. C'est comme
si, pour limiter les ravages d'un incendie, on jetait
par la fenêtre une certaine quantité de matières in-

flammables qui seraient plus tard atteintes et dé-
truites par le feu. C'est là une perte, sans doute ;
mais la perte de la maison eût été autrement grande
et la destruction de celle-ci eût été d'autant mieux
assurée que la quantité de ces substances eût été
plus considérable. On comprend de même que, dans
certains cas, *tout a fait fortuits*, il est vrai, *la majeure
partie des globules sanguins déjà altérés soient expulsés
par une ou plusieurs saignées, surtout très-près du début
du mal, et que celui-ci puisse être par conséquent véritablement jugulé.*

Nous croyons également, sans pourtant l'avoir
jamais essayé, que *la digitale*, préconisée surtout par
M. Hirtz, constitue un bon moyen de traitement, en
raison de l'action remarquable qu'elle exerce sur le
cœur et probablement aussi sur les muscles artériels
puisqu'elle rétablit la tension artérielle (on en a eu
la preuve par la disparition ou diminution du dicrotisme sur les tracés sphygmographiques) et qu'elle
amène une diminution notable de fréquence dans le
nombre de battements du cœur.

Voici, d'ailleurs, les conclusions d'un travail assez récent de M. Bernheim (1) concernant l'*action de
la digitale sur l'évolution de la fièvre typhoïde*, conclusions que je crois utile de reproduire malgré leur
longueur.

« 1° L'évolution thermométrique de la fièvre ty-

(1) Arch. gén. de méd., 6e série, t. XXV, p. 217. 1875. — Extrait
des Mém. de la Soc. de méd. de Nancy. 1873.

phoïde est comprise dans la forme suivante : période initiale, trois à cinq jours ; période d'état, un à deux septenaires ; période de déclin, six à huit jours. Dans les cas graves : période secondaire irrégulière commençant vers le milieu du troisième septenaire.

« 2° La digitale administrée dans la fièvre typhoïde (méthode Hirtz, digitale préparée selon les prescriptions de Hepp), produit toujours un abaissement de température, soit défervescence complète, soit rémission.

« 3° Le premier effet de la digitale sur la température se manifeste le lendemain ; la température la plus basse est obtenue le surlendemain, quelquefois seulement le quatrième jour depuis le début de l'administration de la digitale.

« 4° L'abaissement est ordinairement progressif ; souvent il se termine par une chûte plus brusque. Dans quelques cas, l'abaissement se fait très-rapidement dans l'intervalle de deux observations thermométriques, du soir au matin, ou du matin au soir.

« 5° Pendant l'action de la digitale, la température peut encore s'élever le soir ; souvent, elle est égale ou inférieure à celle du matin. La défervescence ou la plus grande rémission peut s'opérer le soir.

« 6° Cette défervescence ou la plus grande rémission, dure de quelques heures à trois jours ; puis la température remonte dans les deux tiers des cas en-

viron, elle ne remonte plus au niveau primitif, c'est-
à-dire antérieur à l'administration de la digitale.

« 7° L'action de la digitale sur l'évolution thermométrique de la fièvre typhoïde peut se résumer
ainsi : la température est abaissée. En tenant
compte de la durée de la descente, du maintien de
la courbe en bas et de la durée de la réascension, on
peut dire que l'influence sur la température, variable de trois à douze jours, est en moyenne, de
sept jours. De plus, dans les deux tiers des cas, le
thermomètre ne remonte plus au degré primitif.

8° Le pouls baisse ordinairement avec la température progressivement ; très-rarement la température
descend avant le pouls, ou le pouls avant la température.

« 9° Très-rarement la température ou le pouls sont
seuls influencés, l'un à l'exclusion de l'autre.

« 10° Le pouls et la température descendent ensemble, mais non parallèlement. Souvent le pouls
baisse le soir, tandis que la température subit encore
l'exacerbation vespérine.

« 11° Après la réascension de la température, le
pouls reste ordinairement abaissé ; il peut même se
ralentir davantage et atteindre son *minimum* plusieurs jours après ; il peut rester ralenti pendant
trois semaines.

12° L'abaissement du pouls varie de 30 à 60 pulsations. Dans le plus grand nombre de cas, il descend au-dessous de la normale.

« 13° Le tracé sphygmographique subit des modi-

fications par la digitale. Le dicrotisme, qui se faisait
entre deux pulsations, apparaît sur la ligne de descente, il remonte cette ligne. Le pouls devient d'a-
bord irrégulier, souvent bigéminé ; puis la ligne de
descente devient plus longue et moins oblique ; elle
tend à présenter une convexité en haut ; caractères
qui s'expliquent par une augmentation de tension et
de tonicité artérielle.

« 14° La digitale n'a jamais produit une action
fâcheuse sur le système nerveux, ni sur le tube di-
gestif. Souvent le délire cesse ou diminue avec la
chûte de la chaleur, et la respiration est plus calme.
L'hémorrhagie intestinale, signalée par Ferber
comme pouvant être provoquée par la digitale, ne
s'est montrée, dans aucun cas, comme due à ce médicament.

» 15° La fièvre peut évoluer avec un pouls ralenti ; l'accélération du cœur n'est pas nécessaire à
la fièvre : c'est un phénomène secondaire qui nous
semble dû à l'augmentation même de la chaleur.
Dans les tracés de pouls et de température, pris dès
le début de l'accès de fièvre, on voit que le tracé
thermométrique monte avant le tracé du pouls.

» 16° Le ralentissement du pouls obtenu par la
digitale n'est pas la cause de l'abaissement de température.

» 17° Le mécanisme physiologique de l'action
antipyrétique de la digitale n'est pas élucidé ; cette
action est, du moins en partie, indépendante du
cœur, indépendante des modifications de la tension

artérielle. La digitale ne paraît pas agir directement sur les combustions organiques. Poison nerveux et non sanguin, elle paraît agir sur l'appareil
nerveux, régulateur de la température animale,
appareil qui commande d'une part la déperdition
du calorique par les vaso-moteurs notamment,
qui règle d'autre part la production du calorique
par des voies spéciales encore inconnues, mais
admises par la plupart des physiologistes. »

Il y a environ trois ans, j'ai traité quelques malades par l'*aconit*, d'après les indications données
par M. Deshayes, de Rouen (1), et je n'ai retiré aucun résultat bien probant de ces essais. Cela tient,
d'une part, à ce que ceux-ci n'ont pas été assez mul-
tipliés et aussi peut-être à ce que l'alcoolature d'a-
conit que j'ai employée n'était peut-être pas de très-
bonne qualité.

Je n'en dirai pas de même de la créosote, qui a
été conseillée par M. Pécholier (de Montpellier) (2)
et que j'ai employée avec un succès bien marqué,
dans quelques cas très-graves, à la dose de six à
huit gouttes par jour, dans une potion gommeuse.
J'ai vu, sous l'influence de cette médication, certains accidents graves, tels que le délire, diminuer
et même disparaître, la chaleur et la stupeur diminuer notablement et la chaleur s'abaisser d'une manière sensible, comme je m'en suis assuré par des
mensurations thermométriques.

(1) Gaz. hebd. de méd. et de chir., 1875, nᵒˢ 39, 40 et 42.
(2) Arch. gén. de méd., 6ᵉ série, t. XIII, p. 626. 1869.

Je n'ai donc pas été étonné, quand j'ai vu, l'année dernière, la médication par la créosote vantée par M. Bouchard dans le traitement de la phthisie, et le nom seul de ce distingué médecin est une garantie pour tous en faveur de la bonne conception et de la non moins bonne exécution des expériences.

Or, ce sont les bons résultats que m'a donnés la créosote dans la fièvre typhoïde qui me font, *a priori* accepter comme vrais ou du moins très-probables, ceux qu'a obtenus M. Bouchard, dans la phthisie, l'expérience m'ayant prouvé qu'il y avait dans ces deux affections morbides quelque indication commune à remplir, puisque les mêmes médications qui font du bien dans l'une font également du bien dans l'autre.

Le *sulfate de quinine* qui a été préconisé par Broqua (du Gers), Monneret, M. Briquet et un grand nombre d'autres médecins, constitue, selon mon expérience, un bon moyen de traitement, dans les cas de moyenne gravité et même dans quelques cas graves. Mais, dans ces derniers cas, il faut donner des doses très-fortes et très-longtemps soutenues, sous peine de voir reparaître les accidents à l'instant même (de 1 gramme à 2 grammes et même 3 grammes par jour). Dans les cas très-graves, comme l'a d'ailleurs établi M. Briquet, dans son remarquable ouvrage sur le quinquina, la quinine n'empêche nullement la terminaison fatale du mal de se produire.

Je ne ferai que mentionner l'emploi de la *belladone*,

dont je n'ai pas la moindre expérience personnelle
et qui a donné entre les mains de M. J. Harley (1)
une mortalité de 12,28 %, « proportion qui pourrait
être abaissée à 10,71 %, si on considère que dans
quatre de ces cas, les malades étaient moribonds,
lorsque le traitement a été commencé. »

Tout récemment encore, M. le professeur Ko-
ranyi (de Budapesth) (2) a vanté l'efficacité du *sa-
licylate de soude* et celle du *crésylate de soude*, substances que je n'ai jamais employées et que je me
borne à mentionner comme la précédente.

Quant à l'hémoglobine dont je n'ai dit que quelques mots, à la page 55, je crois qu'on pourrait l'essayer sans le moindre inconvénient, au moins à la
période initiale et avec des chances réelles de succès.

Il est une médication qui me paraîtrait excellente
a priori, quoique que je ne l'aie jamais employée et
qu'elle ne l'ait pas été davantage, à ma connaissance du moins, par d'autres médecins, je veux
parler de *l'électricité*. Il suffit, pour s'en convaincre,
de lire avec soin les expériences de MM. Legros et
Onimus dont nous avons eu souvent occasion, dans
ce travail, d'invoquer les importantes recherches
sur l'étude de la circulation. Mais il y aurait sans
doute dans l'application de ce moyen de traitement
des difficultés techniques d'exécution qui ne pourraient être résolues, d'une manière satisfaisante,
que par des médecins longuement habitués à ma-

---

(1) Rev. des Sc. méd., par M. Hayem, t. IX, p. 554. 1877.
(2) Bull. gén. de thér. (n° du 15 juin 1878), p. 481 et suiv.

nier cet agent. Il est facile de voir également qu'il
y aurait grand avantage, si la chose était possible, à
ce qu'un courant d'induction plutôt qu'un courant
continu fût porté directement ou par action ré-
flexe, sur les muscles vasculaires, le premier,
comme l'ont démontré ces auteurs (1), « déterminant
le resserrement du calibre des vaisseaux et le refroidissement des parties dépendantes du filet sympathique » tandis que le courant continu « détermine
une action tout opposée. » D'après M. Chauveau (2)
cependant, le choix du courant serait indifférent.
Lors même que le courant électrique ne serait porté
que sur la peau, il me paraîtrait fort probable qu'on
dût en retirer encore des avantages très-marqués.
Je n'en veux pour preuve que les résultats obtenus
par la médication suivante qui, quoique passible des
mêmes reproches, n'en a pas moins produit des effets assez favorables et assez sensibles, pour remplir
le monde médical tout entier du bruit de sa renom-
mée : on a nommé la médication par *l'eau froide*.

J'ai souvent fait usage des lotions froides dont je
me suis bien trouvé et quoique je n'aie jamais eu occasion de faire usage des bains froids selon la méthode préconisée par Brand et adoptée depuis par
tant de médecins, je m'imagine avec beaucoup d'autres confrères plus autorisés, que les bains froids

(1) Loc. cit., t. V, p. 384. 1868.
(2) Voir la Revue des Sc. méd. de M. Hayem, n° du 15 juillet
1878, p. 306 (Revue générale sur l'innervation des vaisseaux, par
M. A. Dastre).

constituent *un excellent moyen de traitement*, mais
qu'à force d'être incommode à appliquer, ce dernier
perd beaucoup de son importance dans la pratique.
Je crois et j'ai cru tellement à l'efficacité de l'eau
froide dans le traitement de la fièvre typhoïde que
c'est en partant de cette efficacité dont bien des considérations théoriques et pratiques m'avaient porté
à admettre la réalité, que j'ai songé à instituer des
expériences comparatives par l'emploi d'un autre
agent doué, selon ma conviction du moins, des mêmes
propriétés physiologiques et par conséquent thérapeutiques que celles de l'eau froide.

Habitué, d'ailleurs, depuis longtemps à tenir
pour une chose très-réelle les traditions de science
et d'honorabilité qui font la force de notre corps
médical tout entier, il me paraissait difficile d'admettre que des médecins distingués comme l'étaient
ceux qui vantaient l'efficacité de l'eau froide, se
fussent *assez souvent* trompés dans le diagnostic de
la fièvre typhoïde, pour que leurs appréciations sur
tel ou tel mode de traitement dussent rester sans
valeur. Et il m'était non pas difficile, mais impossible d'admettre qu'ils eussent été assez effrontés
pour tromper sciemment tous leurs confrères et
cela dans le but de vanter, dans une simple pensée
d'amour-propre, un mode de traitement aussi *séduisant* que celui qui consiste à plonger plusieurs fois
par jour des demi-cadavres dans l'eau froide.

M. Labadie-Lagrave, d'ailleurs, dans l'excellent
ouvrage que j'ai déjà mentionné, arrive à la même

appréciation, par l'examen des statistiques comparatives publiées sur ce sujet.

« Brand, dit-il (1), sur 335 cas de fièvre typhoïde,
traités par l'eau froide, n'a eu que 15 morts, ce qui
donne une mortalité de 4,6 pour 100. Sur ces 335
cas, 24 avaient trait à des malades de la ville qui tous
guérirent.

« Le même auteur, un de ceux qui ont le plus con-
tribué à vulgariser l'emploi de la méthode réfrigé-
rante dans le traitement de la fièvre typhoïde, a
réuni, dans un tableau détaillé, les principaux renseignements statistiques, publiés jusqu'à ce jour en
Allemagne, relativement à la valeur de ce traite-
mant. Il est arrivé à un total de 8,141 cas, sur
lesquels il compte 600 morts, ce qui fait une mortalité de 7,4 pour 100.

« *Il semble donc bien avéré que la médication antipyrétique, quand elle est mise en œuvre, d'après les
préceptes formulés par ses défenseurs, peut diminuer
sensiblement le chiffre de la mortalité dans la fièvre
typhoïde.* »

Dans ce traitement par l'eau froide, l'agent toni-
musculaire que l'on met en usage n'est appliqué que
sur la peau.

Il faut donc nécessairement admettre, puisqu'il
se montre efficace, qu'il agit également sur le cœur
et les muscles vasculaires, pour restituer au système circulatoire la tension qui lui fait défaut. Or,

(1) Loc. cit., p. 118

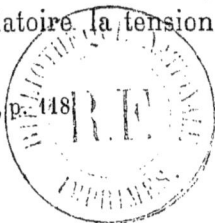

7

il ne peut le faire que par une série d'actions réflexes
dont nous ignorons la marche, mais dont on ne
saurait contester la réalité. Je me rappelle avoir lu,
dans l'importante discussion qui a eu lieu, il y a
peu de temps, à la Société des médecins des hôpitaux de Paris, que M. Peter, refusant avec raison à
l'eau froide la propriété d'agir uniquement en
abaissant la température, invoquait précisément la
même action indirecte sur les vaisseaux à laquelle
nous venons de faire allusion.

Voici ce que dit, de son côté, M. Labadie-Lagrave (1) :

« Les contractions réflexes, nous l'avons dit,
peuvent se montrer dans des organes autres que la
peau et à une grande distance du lieu d'application
du froid. »

Et ailleurs (2) :

« Or, nous sommes convaincu, pour notre part,
qu'on arrivera à reconnaître qu'entre certains dé-
partements de la périphérie et un organe déterminé,
tel que le cerveau, le foie, le rein, il existe, par l'intermédiaire du système nerveux, des relations fonc-
tionnelles qui nous permettent de modifier, à l'aide
du froid, la circulation de ces organes dans un sens
ou dans un autre. »

Il me sera peut-être permis, arrivé au terme de ce
travail de longue haleine, d'indiquer à mon tour ce
que l'expérience m'a appris sur l'emploi que je fais,

(1) Loc. cit., p. 48.
(2) Id., p. 80.

depuis quatre ans, d'un nouveau médicament, du seigle ergoté, auquel personne ne voudra sans doute refuser *l'action toni-musculaire* ou *excito-motrice* dont on l'a reconnu doué depuis si longtemps. Cette action s'exerçant sur les fibres musculaires utérines a été universellement reconnue ; mais il résulte des travaux d'un grand nombre d'observateurs et entre autres de MM. Parola, G. Sée (1), Legros et Onimus (2) et Holmes, qu'elle s'étend à celles qui sont réparties sur le reste du corps. L'un d'eux même, M. Parola, vante son action calmante et son efficacité *dans la fièvre typhoïde et la phthisie pulmonaire*, comme le prouvent les deux conclusions suivantes, extraites de son travail (3) :

« 6ᵉ *conclusion*. — Son action calmante (celle de l'ergot des graminées), très-déclarée sur les mouvements respiratoires et sur le système sanguin, le rend un *des moyens les plus puissants pour affaiblir la marche de la phthisie pulmonaire* et en procurer quelquefois la guérison. »

« 8ᵉ *conclusion*. — Son action calmante des mouvements nerveux et artériels le rend *un moyen d'une grande valeur dans la fièvre typhoïde*. »

Voici enfin les conclusions, extraites d'un travail de M. Holmes (4) sur les effets de l'extrait d'ergot de seigle.

(1) Arch. gén. de méd., 4ᵉ série, t. XII, p. 102 et suiv.
(2) Loc. cit., p. 493 et 494. 1861.
(3) Arch. gén. de méd., 4ᵉ série, t. XII, p. 239. 1846.
(4) Arch. de physiol. norm. et pathol., t. III, p. 396 1870.

1° « L'ergot de seigle et sa principale préparation, l'extrait aqueux, font contracter les petits vaisseaux à tunique musculaire.

2° « La contraction des petites artères fait augmenter la pression artérielle dans les gros troncs. .

3° « Cette action paraît se manifester même après la section des nerfs vaso-moteurs.

4° « Elle paraît s'étendre même aux vaisseaux pulmonaires dont la contraction a pour effet de faire baisser momentanément la pression dans les artères.

5° « Cette dépression se manifeste la première quand on injecte l'extrait d'ergot dans les veines, parce que le sang traverse la petite circulation et s'y mélange plus intimement avec la solution ergotique, avant d'être disséminé dans tout l'organisme. »

Je crois devoir signaler ici une particularité des plus intéressantes et des plus singulières en apparence qui s'explique parfaitement par les longues considérations physiologiques dans lesquelles nous sommes entré, dans la première partie de ce travail. Elle a trait à l'action des doses très-fortes d'ergot de seigle et à celle du froid excessif sur l'organisme, dont la ressemblance est des plus frappantes :

Voici ce que dit, en effet, M. Arnal (1) sur les effets de l'empoisonnement ergoté :

(1) Mém. de l'Acad. de méd., 1849, t. XIV, p. 441 (De l'action du seigle ergoté et de l'emploi de son extrait dans les cas d'hémorrhagies internes).

« Ces altérations des follicules muqueux de l'intestin nous ont tellement frappé que nous avons été porté, pour ainsi dire, malgré nous, à faire des rapprochements entre l'empoisonnement ergoté et la fièvre typhoïde, et plus nous nous sommes abandonné à ces rapprochements, plus nous avons trouvé des traits de ressemblance. Voyez plutôt : indépendamment des altérations organiques de l'intestin qui sont tout à fait pareilles dans les deux cas, il y a encore identité presque complète dans les symptômes, dans la marche, dans la terminaison. Dans les deux cas, en effet, on observe, au début, de la tristesse, de l'abattement, une grande paresse musculaire et la perte complète de l'appétit ; un peu plus tard survient un dévoiement qui persiste ordinairement jusqu'à la fin. Dans l'empoisonnement ergoté, comme dans la fièvre typhoïde, on voit des épistaxis, des taches ecchymotiques à la peau (voir nos expériences), et parfois aussi des ulcérations gangréneuses, telles, par exemple, que celles que nous avons notées à la base de la crête chez quelques poules. Ici, comme là, le sang est noir, diffluent, dépouillé de fibrine, et se prend difficilement en caillot. N'avons-nous pas observé encore autour du bec, chez les gallinacés, et des dents dans la race canine, un mucus épais, gluant et noirâtre ? Enfin comme si, *dans cette sorte de parodie de la fièvre typhoïde* tout, jusqu'au dénouement, devait se toucher par quelque point d'analogie, la mort arrive dans les deux cas ; lentement, dans un degré extrême de prostration et au milieu de symptômes non équivoques d'un coma prolongé !»

A quoi tient cette ressemblance de l'empoisonnement ergoté avec la fièvre typhoïde ? Elle tient justement à ce que, sous l'influence de fortes doses de cet agent, la circulation doit forcément s'interrompre, puisque les globules sanguins ont de la peine à traverser les capillaires resserrés. Il y a donc défaut d'oxygénation des globules, et développement de phénomènes consécutifs d'asphyxie, comme dans la fièvre typhoïde.

Voici maintenant ce que l'on peut lire, dans l'ouvrage de M. Labadie-Lagrave (1), sur les effets d'un froid excessif sur l'organisme :

« Toujours est-il que des raisons d'une certaine valeur nous portent à admettre que, dans beaucoup de cas, l'*asphyxie* joue le principal rôle dans la mort par le froid. Aussi les recherches de Mathieu et Urbain ont mis hors de doute que l'action prolongée *d'un froid intense* a pour effet terminal une *surcharge d'acide carbonique dans le sang artériel par suite du ralentissement des mouvements respiratoires et du cours du sang*. En même temps, *par suite de la destruction des globules, le sang artériel fixe une quantité moindre d'oxygène. De là une double cause d'asphyxie.* »

Voilà donc deux exemples qui prouvent qu'on peut avoir *un véritable ralentissement du cours du sang,*

(1) Loc. cit., p. 69.

avec une diminution de fréquence des battements du cœur,
contrairement à ce que nous avons établi dans la
première partie de ce travail. (Voir page 64.) C'est
qu'ici, la tension artérielle étant excessive, la circulation doit forcément s'interrompre pour les mêmes
raisons que nous avons fait valoir relativement au
cas de l'empoisonnement ergoté. Aussi, qu'arrive-
t-il dans ces deux cas? C'est que la vie cesse partout où la circulation vient à s'interrompre, et que
la gangrène ne tarde pas à apparaître dans les
différentes parties où a eu lieu cette abolition du
mouvement vital.

Ces deux exemples prouvent avec quel soin il faut
scruter les phénomènes morbides, pour arriver à en
donner une interprétation exacte, et pour expliquer
ces contradictions apparentes que l'on rencontre à
chaque pas dans cette étude difficile. Mais, nous
voyons en même temps, sur ces deux agents, une
ressemblance parfaite des propriétés physiologiques,
comme l'observation clinique y démontre la même
ressemblance des propriétés thérapeutiques.

J'avais lu, il y a deux ans, au congrès scientifique
de France, tenu à Clermont-Ferrand, quelques
extraits d'un petit travail qui, par le fait, est resté
inédit, attendu que le bulletin des procès-verbaux
des séances du congrès ne contient qu'une courte
conclusion de ce travail. Je crois donc pouvoir
reproduire ce dernier, après l'avoir un peu rema-
nié, malgré les répétitions forcées qu'on y trouvera
en raison de la fusion de ces deux travaux eh un

seul. Mais, je tiens à expliquer auparavant les précautions que j'ai prises en instituant ces recherches, et je donnerai, chemin faisant, la statistique exacte des cas que j'ai observés jusqu'à ce jour. On verra de la sorte combien j'ai cherché à me mettre en garde contre mes propres illusions. J'ose me flatter, d'ailleurs, qu'il ressort suffisamment de l'ensemble de mon travail, le désir bien arrêté de ne jamais céder à un entraînement funeste et de bannir toute considération personnelle des appréciations des faits complexes que j'ai dû examiner.

Pour mieux apprécier la véritable action de l'ergot de seigle dans la fièvre typhoïde, que cette action fût ou non favorable, pour ne pas m'exposer, en cours d'observation, à porter telle ou telle vue anticipée sur ce que pouvait être cette action, je me suis proposé d'avance (et c'est de cette manière, en effet, que j'ai procédé) de diviser mes essais en deux séries distinctes. Dans l'une, je devais grouper les faits se rapportant à *des cas graves* ou *très-graves*, et je ne devais commencer à instituer le traitement qu'en dernière ressource, alors que les traitements ordinaires sembleraient devoir échouer. Dans l'autre, je devais au contraire réunir les faits de *moyenne gravité*, *graves* ou *très-graves* (lorsqu'un cas me paraissait *bénin*, je me bornais à observer et n'instituais aucun traitement) dans lesquels le médicament serait administré dès les *premiers jours de la période d'invasion*, alors que je devais, en toute conscience, me croire assuré du diagnostic. Il m'est arrivé enfin, *une seule fois*, de prescrire l'ergot de seigle dans ce que je croyais être *la période prodromique*, et je reviendrai un peu plus loin sur ce fait intéressant.

En mettant *ce dernier fait* à part, quoique tout seul, *dans une catégorie distincte*, j'ai donc traité jusqu'à ce jour *par le seigle ergoté :*

6 cas de la première série, dont 3 graves et 3 très-graves ;

19 cas de la seconde série, dont 5 de moyenne gravité, 9 graves et 5 très-graves ;

Et 1 cas de la troisième série, ce cas me paraissant devoir être plutôt *très-grave que grave ;*

Ce qui fait un total de 26 cas observés chez 10 malades du sexe masculin, et 16 malades du sexe féminin.

Que devait-il arriver, dans l'hypothèse où l'on aurait affaire à un bon traitement, à un traitement réellement efficace ?

Il devait arriver qu'il y aurait *moins de mortalité dans les cas de la première série ; que les phénomènes morbides seraient moins graves, ou que la durée du mal fût moins longue dans les cas de la seconde série ;* que le *seul cas* de la troisième devait être transformé en un cas relativement *bénin.*

Or, qu'est-il advenu en réalité ? (1)

_____

(1) *Je n'ignore pas toutes les difficultés qu'éprouve le médecin le plus expérimenté et le plus habile, au lit des malades, pour porter un pronostic parfaitement exact, quoiqu'on parvienne, avec de l'habitude, à ne pas commettre, au moins, des erreurs d'appréciation par trop considérables. Ce que je puis affirmer, c'est que j'ai mis la plus scrupuleuse attention à me rapprocher le plus possible de la vérité, dans les jugements que j'indique ci-dessus.*

C'est que :

Sur les 6 cas de la première série, j'ai eu 6 guérisons ;

Sur les 19 cas de la seconde série, j'ai eu 16 guérisons, et 3 morts parmi les 5 cas très-graves ;

Dans le *seul cas* de la troisième série, la malade n'a pas été alitée un seul jour.

Je n'ai rien à dire des cas *de la première série*, si ce n'est que les résultats obtenus sont bien ceux qu'on pourrait attendre d'un traitement *réellement efficace*, trois de ces cas surtout ayant été de la plus haute gravité, et le traitement n'ayant été institué que tout à fait *in extremis*.

Quant aux résultats obtenus dans les cas *de la seconde série*, si on envisageait ces résultats en bloc, ils paraîtraient peu favorables. Mais, on pourra voir dans la note complémentaire communiquée au congrès de Clermont, et dont j'ai déjà parlé, que, sur ces *trois* cas, la mort est résultée dans *deux*, de ce que j'ai employé *du seigle de mauvaise qualité ;* on y verra également les précautions que j'ai prises pour m'assurer *positivement* de ce fait. En défalquant ces *deux* cas, la mortalité se réduit, pour *cette seconde série*, à 1 sur 17, ou un peu moins de 6 0/0, résultat très-favorable, si on veut bien tenir compte des particularités de ce troisième cas de mort, dont je vais rendre compte brièvement.

OBS. I. — Ce cas se rapporte à une superbe jeune fille, d'une très-robuste constitution, âgée d'environ 18 ans, à laquelle j'ai donné des soins en septembre et octobre 1876 et qui avait toujours joui, jusqu'à cette époque, de tous les attributs d'une excellente santé.

Il y avait trois semaines ou un mois que cette jeune fille avait perdu l'appétit et dépérissait, lorsque je l'ai vue pour la première fois. Elle avait également, depuis la même époque, le sommeil léger et agité par des rêves pénibles, un profond sentiment de tristesse et d'abattement, chose qui ne lui était pas habituelle; elle accusait encore fréquemment une sorte de céphalalgie gravative du côté des tempes et du front, ainsi qu'une très-grande fatigue, dès qu'elle faisait un peu de mouvement. Dès ma première visite, je puis dire que j'ai eu le pressentiment de ce qui devait arriver et j'ai cru avoir affaire aux signes prodromiques d'une fièvre typhoïde *grave*. Dans l'hypothèse où ces symptômes, comme cela me paraissait infiniment probable, dussent aboutir au développement d'une fièvre typhoïde, celle-ci me paraissait, en effet, devoir être *grave ou très-grave*, tant en raison de la robuste constitution de la malade que de la saison automnale, où nous étions, l'expérience m'ayant appris combien étaient fondées les indications pronostiques tirées des influences saisonnières, comme l'a si bien établi M. Besnier.

Or, en voyant ces troubles persister et augmenter pendant trois nouvelles semaines, en voyant s'y joindre des vertiges pendant la marche, une remarquable pâleur de la face et quelques épistaxis, mes doutes n'ont pas tardé à se changer en certitude, malgré l'absence de tout mouvement fébrile, durant cette longue période prodromique qui n'a pas duré moins de six semaines. J'ai été tenté, maintes fois, durant cette longue attente, d'administrer le seigle ergoté dont j'avais déjà obtenu quelques bons effets dans des cas fort graves et il me semblait, pour ainsi dire instinctivement, qu'un remède utile à une période plus avancée devait l'être également, sinon plus, à une période moins avancée du même mal. Mais je n'avais pas la moindre idée, à cette époque, de ce que pouvait être l'enchaînement des lésions et des symptômes dans la fièvre typhoïde et, tout en étant bien convaincu que l'ergot de seigle ne pouvait pas être nuisible dans le cas où il ne se montrerait pas réellement favorable, je me disais qu'il pourrait ne pas empêcher le mal de se développer et qu'il serait accusé, dans ce cas, de l'avoir produit.

Je me suis donc borné à l'expectation pure et simple, durant cette période prodromique, n'ayant pas d'autre moyen d'ailleurs, pour agir en parfaite connaissance de cause, que de me laisser éclairer par la marche du mal. Ce n'est donc que trois ou quatre jours après l'invasion de la fièvre, que j'ai commencé à administrer ce médicament. Je l'ai d'abord donné à la dose de 1 gr. 50 par jour, et j'ai augmenté progressivement celle-ci de 0,25 ou de 0,50 centigr. par jour, jusqu'à ce que j'aie atteint celle de 3 gr. que je n'ai pas dépassée.

Je regrette de ne pouvoir pas donner le chiffre exact de la température que j'avais relevée cependant, matin et soir, avec une grande exactitude, pendant tout le cours de la maladie : la feuille relatant ces observations quotidiennes et que je laissais à poste fixe chez la jeune malade a été sans doute égarée par la famille qui a quitté Pau et ne me l'a jamais rendue. Je sais seulement que, malgré des doses soutenues de seigle ergoté, la température, après avoir dépassé la période des oscillations ascendantes, a varié entre 39,5, 40° et même 41° centigr. A plusieurs reprises, j'ai constaté l'imminence de symptômes graves tels que délire, diarrhée excessive, à la suite de quelques interruptions ou simplement de quelques diminutions de doses du médicament ; mais ces symptômes avaient une tendance manifeste à s'amender, dès que je revenais aux doses antérieures à l'interruption ou à la diminution du traitement.

Mais, n'observant pas une amélioration très-frappante, comme j'en avais observé chez les malades les plus graves de la première série, je me suis demandé si cette différence de résultat ne tenait pas, comme chez les deux malades auxquels j'ai déjà fait allusion, à la mauvaise qualité du seigle employé. Je suis donc allé trouver le pharmacien de la malade qui a eu l'extrême obligeance de me montrer le médicament dont il se servait et qui était du seigle de première qualité, le même dont j'avais d'ailleurs, maintes fois, observé les bons effets, chez d'autres malades. Je dois ajouter, pour qu'il ne puisse pas subsister le moindre doute, sur la bonne qualité du seigle, que j'ai fait cette visite à l'improviste, sans qu'il fût par conséquent possible au pharmacien de s'attendre non-seulement à la nature de ma question, mais même à la visite que je lui ai faite, dans le but de m'édifier sur ce point important.

Malgré l'administration d'une dose moyenne de 2 gr. 50 c. d'ergot de seigle, chaque jour (cette dose a été portée à 3 grammes les huit derniers jours), cette malheureuse jeune fille a fini par succomber, vers le vingt-cinquième jour de la période fébrile, aux progrès du mal dont les symptômes ont été si complets et si bien caractérisés qu'il me paraît inutile de les relater. Je dois ajouter qu'il n'y avait eu, dans sa famille, tant du côté du père que de la mère, aucun antécédent de tuberculose et l'on se souvient, d'ailleurs, que notre jeune malade elle-même avait toujours joui d'une excellente santé, jusqu'à cette dernière maladie.

Cette triste mort porte au moins avec elle un enseignement dont nous pouvons et devons profiter. Elle nous prouve qu'il ne suffit pas toujours de rétablir la tension vasculaire dans la fièvre typhoïde; car il ne sert de rien de remettre en marche des globules sanguins qui ne sont plus que des cadavres. Loin de remplir, dans ce cas, le rôle bienfaisant qui leur est dévolu, celui de porter partout de l'oxygène, ils ne servent plus qu'à mieux répartir, dans tous les organes, les matières toxiques dont ils sont imprégnés. On voit par là qu'à côté de cette indication dominante, il peut en exister une autre : celle-ci consisterait à remplacer un certain nombre de globules altérés par une quantité équivalente de globules sains, ce que pourrait faire une saignée suivie de la transfusion d'une même quantité de sang normal. *Mais une pareille tentative ne pourrait se justifier que si elle était pratiquée tout d fait* in extremis, *alors que les mêmes symptômes graves persis-*

teraient après le rétablissement manifeste de la tension vasculaire. On aurait dès lors dans *la lenteur du pouls et la disparition du dicrotisme, des signes irrécusables de l'altération de la presque totalité des hématies.*

Quoi qu'il en soit, ce cas de mort doit être porté au passif de la médication et ne saurait en aucune façon être imputé à l'altération, par suite d'une trop grande ancienneté, du médicament dont il a été fait usage.

Pour en finir avec les cas de la seconde série, dont le nombre doit être réduit de 19 à 17, comme nous l'avons vu, je dirai que, dans 7 de ces cas, dont 5 graves et 2 très-graves, la maladie a suivi son cours régulier, sans qu'il soit possible de dire si la durée en a été diminuée. Seulement, les symptômes m'ont paru subir une atténuation très-manifeste.

Or, tout en sachant qu'une pareille assertion pourra soulever bien des incrédulités chez des confrères honorables, je ne puis faire autrement que d'ajouter, puisque c'est ma *conviction intime*, que la marche de la maladie a été *enrayée* dans les 9 autres cas de cette seconde série, dont 5 de moyenne gravité et 4 graves, c'est-à-dire que la fièvre a cédé complètement, pour ne plus reparaître, dans un laps de temps variant de 2 à 6 jours, à partir du moment où le médicament a été donné pour la première fois.

Je n'ignore pas, sans doute, que le plus habile des médecins est exposé à se tromper et se trompe souvent, et qu'il a dû m'arriver plus souvent qu'à

tout autre de le faire ; car, j'ose dire que je ne suis
nullement enclin, pas plus par caractère que par
raison, à me croire chimériquement à l'abri de l'erreur. Mais je ferai remarquer que, pour pouvoir
rejeter l'action du seigle ergoté sur la marche de la
fièvre typhoïde, pour être à même d'affirmer que
jamais cette affection morbide ne peut être enrayée
par ce médicament, pas plus qu'elle ne pourrait
l'être par aucune autre médication, selon le sentiment d'un grand nombre de médecins, il faudrait de
toute nécessité admettre que je me fusse trompé
dans ces 9 cas. Car, s'il m'était arrivé *une seule fois*
de ne pas me tromper, il ne s'agirait plus que de
perfectionner le diagnostic, et l'on saurait qu'*en
portant deux, trois, plusieurs fois un bon diagnostic, on
guérirait deux, trois ou plusieurs malades*. Toute autre
conclusion serait extra-scientifique ; on ne saurait
admettre, en effet, qu'en laissant tomber la même
pierre de sa main, il dût arriver que tantôt elle
s'élevât en l'air, et que tantôt elle tombât directement à terre. J'aimerais mieux admettre, quoique la
conclusion fût un peu dure pour moi, que je me fusse
trompé 9 fois sur 9, soit exactement 100 *fois* p. 100.

J'ai fait, d'autre part, le relevé des cas où j'ai
été témoin de la période prodromique, et où j'ai pu
pressentir l'invasion prochaine de la fièvre, assez
vite pour pouvoir agir, si je l'avais voulu, plusieurs
jours avant cette invasion. Or, ces cas sont au nombre de 15, et, sur ce nombre, la fièvre dont j'avais
pressenti le développement s'est déclarée 14 fois.

En admettant donc que le 15ᵉ cas doive me compter comme erreur, je me serais trompé 6 fois p. 100, chiffre déjà bien raisonnable pour un seul homme.

Mais la conclusion la plus extraordinaire serait bien celle-ci : c'est que, ce 15ᵉ cas étant le seul où j'aie donné du seigle ergoté, j'aurais été prédestiné à me tromper *chaque fois que j'administrerais ce médicament* et *infiniment plus rarement chaque fois que je n'en donnerais pas* (si je voulais m'en tenir à la rigueur des chiffres, je pourrais dire : *jamais*, conclusion contre laquelle je m'inscrirais énergiquement en faux).

J'arrive enfin, pour achever le commentaire de cette trop courte statistique, à donner l'exposé succinct de ce que j'ai observé, dans ce 15ᵉ cas, et à expliquer par là même les motifs de ma détermination.

Obs. II. — Il s'agissait d'une grande et forte jeune fille, âgée de 18 ans, qui me rappelait exactement ce que j'avais observé un an auparavant et à la même époque par conséquent, chez la malheureuse malade qui fait le sujet de la première observation, si ce n'est que, cette fois, j'ai assisté tout à fait au début de la période prodromique. Je n'insiste pas sur les symptômes qui étaient les mêmes : lassitude et accablement succédant à une bonne santé, céphalalgies fréquentes, sommeil entrecoupé de rêves, vertiges : cependant, pas d'épistaxis. Une purgation saline que je prescris à l'une de mes premières visites, loin de procurer le moindre soulagement, est suivie d'une recrudescence marquée des symptômes observés, et à partir du jour où ce purgatif est administré, la diarrhée se reproduit les jours suivants, de une à trois fois par jour, sans qu'il y ait cependant encore la moindre fièvre. J'avoue qu'en songeant au cas précédent et à un grand nombre d'autres que j'avais observés dans ma pratique, je n'ai pas pu me défendre de sinistres pressentiments que j'ai cru de mon devoir de ne pas laisser complètement ignorer à la famille. Or, de son côté, le père de cette demoiselle, en observant ces troubles chez sa fille, avait conçu de vives inquiétudes, au souvenir d'une fièvre typhoïde des plus graves dont il avait été atteint lui-même dans sa jeunesse.

C'est alors que, les conclusions principales de mon travail étant déjà fixées dans mon esprit, je n'ai pas hésité cette fois à risquer de me compromettre, car, j'étais soutenu par une vue théorique des plus nettes sur l'opportunité et même l'urgence qu'il y aurait à instituer de bonne heure, un traitement approprié. Voyant donc qu'après huit ou dix jours d'attente, délai qui me paraissait plus que suffisant, cet état de prostration et d'accablement empirait visiblement, j'ai proposé un traitement préventif qui a été immédiatement accepté par les parents. J'ai commencé par des doses de 1 gr. 50 c. par jour et, en observant une parfaite tolérance, j'ai rapidement porté la dose à 2 grammes et je l'ai continuée chaque jour sans interruption. Après six jours de ce traitement, il y a eu une amélioration tellement grande que j'ai cru m'être trompé. J'interromps, en conséquence, la médication pendant une journée; mais, je suis obligé de la reprendre le lendemain, le sommeil étant redevenu agité et un peu de diarrhée ayant reparu, ce jour-là.

Huit jours plus tard, nouvelle amélioration tellement marquée, que notre jeune malade est allée faire un petit voyage en chemin de fer et qu'elle s'est absentée toute une journée. Cependant, elle s'est trouvée fatiguée, au retour de ce petit voyage, et j'ai dû augmenter successivement la dose quotidienne de 0,25 centigr. à 0,50 cent. Il me paraît inutile d'entrer dans des détails minutieux à propos de symptômes aussi peu significatifs qu'un peu plus ou un peu moins de lassitude, un degré variable de sommeil et un appétit plus ou moins capricieux. A trois reprises différentes, l'amélioration de l'état général me paraissant suffisante, j'ai essayé tantôt d'interrompre la médication, tantôt de diminuer les doses. Or, chaque fois que je l'ai fait, notre malade était prise de diarrhée, une ou deux fois par jour; elle se sentait plus faible, moins disposée à manger, etc., etc. Les symptômes observés

8

ont été d'une bénignité telle qu'ils n'ont jamais revêtu que
l'apparence d'une simple indisposition et que notre jeune
malade n'a pas dû s'aliter un seul jour. Néanmoins, j'ai dû
prolonger le traitement, pendant six semaines environ, presque
le même temps qu'il m'a fallu le faire, pour les cas les plus
graves que j'aie jamais soumis à cette médication.

S'il ne s'agit pas là d'une fièvre typhoïde arrêtée,
ou plutôt prévenue dans son développement, je
demanderai pourquoi justement le même médicament, dont je me suis si bien trouvé dans les cas
de dothiénentérie bien confirmée, a produit dans ce
cas des effets si rapidement favorables, pourquoi
surtout l'interruption de ce traitement a été suivie,
chaque fois, d'une acuité légère des symptômes ?
S'il ne s'agit pas, d'autre part, contrairement à ma
conviction la plus profonde, d'une forme grave de
dothiénentérie, pourquoi cette simple indisposition
s'est-elle prolongée durant six ou sept semaines ?
Que l'on veuille enfin comparer le sort si différent
qui est échu à nos deux si intéressantes malades,
malgré les conditions presque identiques où elles me
paraissaient être l'une et l'autre, eu égard à la gravité de l'affection morbide dont elles ont été atteintes, et l'on sera frappé de l'enseignement qui ressort
de la comparaison de ces deux faits. On comprendra
également l'amertume des regrets que m'a laissée la
mort de la première, à la pensée que j'aurais sans
doute réussi à conjurer ce dénouement funeste, si
j'avais pu acquérir plus tôt les notions de physiologie pathologique que je viens de longuement déve-

lopper, ou que j'eusse bravé les préventions d'une
opinion publique irréfléchie dont la tyrannie pèse
plus souvent et plus lourdement qu'on ne croit sur
l'esprit des médecins le plus fermemént résolus.
Que faire, pour s'affranchir de ce joug si odieux, si
ce n'est de s'adresser aux hommes sages et éclairés
de notre profession, et de les supplier de ne jamais
confondre la route large et sûre qu'on se fraie en
travaillant avec l'étroit sentier semé d'écueils, où
mène un fanatisme oisif et présomptueux !

Pour qu'il soit plus facile d'apprécier, par un simple coup d'œil, les résultats que j'ai obtenus, par
l'emploi du seigle ergoté, je donne le tableau ci-
joint (p. 141) contenant la statistique des cas observés avec l'indication sommaire des principales
particularités de chaque fait : on pourra voir, notamment, à la *colonne des observations générales*, les
résultats les plus importants qui ressortent de l'examen de cette statistique.

Je ne puis fournir actuellement qu'*une seule* observation étrangère, à l'appui de mes propres observations. La qualité, du moins, compense la quantité,
selon le précepte de Morgagni; car il ne viendra
à l'idée de personne de tenir pour suspecte l'appréciation portée sur un cas des plus graves, par mon
ami et ancien collègue, M. Siredey, dont le nom
seul est une garantie d'observation impartiale et
rigoureuse. Voici donc la relation de ce fait, publiée

sans nom d'auteur, dans le journal de M. Lucas-
Championnière (1).

« Le 8 octobre dernier entrait, dans le service de
M. Siredey, un garçon de 20 ans, atteint d'une *fièvre
typhoïde extrêmement grave et datant de dix à douze
jours*. La langue était littéralement grillée, les gen-
cives recouvertes de fuliginosités, la parole difficile
et les idées confuses. Il y eut du délire toute la nuit
qui suivit l'entrée, des soubresauts des tendons avec
les phénomènes nerveux les plus graves caractérisés
par le tremblement des lèvres, une hyperesthésie
superficielle et profonde des plus accusées, de la rai-
deur de la nuque et du rachis, et à certains moments un véritable opisthotonos; les yeux étaient
injectés, les cornées ternes, en somme *un état presque
agonique*. Le lendemain, le ventre était déprimé en
forme de bateau, la peau flasque, et tout annonçait
chez ce malade une terminaison fatale très-pro-
chaine. M. Siredey, cependant, que ses relations
avec M. Duboué (de Pau) avaient mis au courant
de quelques succès obtenus dans la fièvre ataxo-
adynamique par le seigle ergoté, résolut d'essayer
de ce médicament et en *prescrivit 2 gr. à prendre dans
le courant de la journée. L'effet en fut très-rapide;
dès le lendemain, on trouva une atténuation considérable
des symptômes si graves de la veille.* Les contractions
fibrillaires avaient disparu, le ventre était moins
déprimé, l'état général meilleur. La maladie parais-

(1) Journ. de méd. et de chir. prat., n° de février 1878, p. 62.

sait assez atténuée pour que la guérison pût être espérée. Le seigle fut continué pendant trois jours, après lesquels le ventre avait repris son ballonnement normal, et le délire avait complètement disparu. La fièvre typhoïde suivit ensuite son cours avec une intensité moyenne. Il survint cependant une pneumonie qui retarda un peu la convalescence.

« C'est M. Duboué (de Pau), en effet, qui, se fondant sur des déductions physiologiques que nous ne pouvons reproduire ici, a préconisé l'emploi du seigle ergoté dans la fièvre typhoïde. Dans un de ses ouvrages (1), il rapporte avoir donné le seigle ergoté à sept malades atteints de fièvre typhoïde. »

Suit la relation succincte de ces faits que je ne reproduis pas pour ne pas faire double emploi, ces faits étant compris dans la statistique ci-dessus.

En terminant ce travail dont je tiens à ne pas plus négliger le côté pratique que le côté théorique, je dirai quelques mots du traitement, du mode d'administration des doses, etc., etc., toutes questions qui intéressent au plus haut degré le médecin, dont la principale mission consiste en définitive à soulager ou à guérir ses malades.

Une des précautions essentielles que l'on ne prend guère pourtant qu'après coup, c'est-à-dire *après un premier malheur*, je dirai même plus, la précaution la plus essentielle consiste, avant d'instituer le traitement, à bien s'assurer de la bonne qualité de l'er-

_____

(1) *De quelques principes fondamentaux de la thérapeutique.*

got de seigle qui doit être administré. Pour ma part,
je ne manque jamais, aujourd'hui, quand j'ai un
malade gravement atteint, de me rendre, sous un
prétexte quelconque, chez son pharmacien, pour
voir par moi-même la nature du seigle dont il peut
disposer. Et, cependant, s'il est une ville où cette
précaution devienne inutile, c'est bien la ville de
Pau, où j'ai des occasions fréquentes d'employer le
seigle ergoté, dans la phthisie pulmonaire notamment, quoiqu'il ne me soit jamais venu à l'idée d'en
faire une panacée universelle. Ceux-là seuls pourraient le croire qui, ne m'ayant jamais fait l'honneur
de m'interroger ou de me lire, ne savent pas qu'il
est une règle pratique dont j'ai à cœur de ne jamais
me départir, c'est qu'il vaut mieux ne rien faire et
recourir à l'expectation que d'agir au hasard ou
en aveugle, selon le caprice du moment.

Il est donc infiniment préférable de s'assurer
d'avance de la bonne qualité du médicament plutôt
que d'apprendre qu'elle laisse à désirer, quand les
effets thérapeutiques ont été nuls ou tout à fait insuffisants et quelquefois même nuisibles. Dans une circonstance, un de mes malades qui savait toute l'importance que j'attachais à un pareil choix a dû faire
renouveler, loin de Pau, une ordonnance que je lui
avait prescrite. Or, quoiqu'il n'ait pris que des doses
très-faibles (0,15 centigr. matin et soir), il a ressenti
d'assez vives douleurs d'estomac, chaque fois qu'il
en a pris. Il s'est dès lors procuré de ce seigle pour
me le montrer, et je l'ai trouvé *couvert de moi-*

*sissures blanches faisant sur chaque grain des efflo-
rescences de la longueur du grain lui-même. Quant
à ce dernier, il avait perdu sa consistance normale,
au point que si on voulait le briser avec les doigts,
il se laissait plier comme du caoutchouc, au lieu de
céder et de se casser sous les doigts qui cherchaient à
l'infléchir.* Ce même malade a repris, quelques jours
plus tard, les mêmes doses d'un seigle de bonne
qualité, sans éprouver le plus petit malaise. Dans ce
cas particulier, la chose avait peu d'importance ;
mais, s'il s'était agi d'une hémorrhagie ou d'un cas
grave de fièvre typhoïde, cette altération aurait coûté
la vie de mon malade, comme cela est arrivé pour
deux autres dont je rapporte l'observation un peu
plus loin (voir p. 137 et suiv.)

*Dans ces cas, le même seigle, qui avait servi aux
deux malades, était tout vermoulu, c'est-à-dire percé
de nombreux trous et recouvert d'une couche pulvéru-
lente grisâtre. La cassure des grains, au lieu d'être
bien nette et d'une teinte violacée comme dans le seigle
frais ou, du moins, peu ancien, cette cassure était
comme rugueuse et de couleur grisâtre ; de plus, elle
laissait échapper, en se produisant, un peu de cette pous-
sière grise dont tous les grains du bocal étaient plus ou
moins saupoudrés.* Ce qui m'avait porté à soupçonner
et à rechercher l'altération de ce seigle, c'était
*l'absence des effets thérapeutiques et même physiologi-
ques ordinaires que j'avais constatés chez mes malades,*
c'était encore *une intolérance soutenue* pour le médi-

cament, *intolérance* que je n'avais jamais observée
dans des cas de cette gravité.

Il me paraît d'autant plus important de signaler
ces altérations de l'ergot de seigle que ni les médecins ni les pharmaciens ne les connaissent. Ce qui
vaut mieux, d'ailleurs, que toutes les descriptions,
c'est de comparer du mauvais seigle à du bon seigle. Depuis
que j'ai acquis cette triste expérience, je demeure
de plus en plus convaincu, contrairement à l'opinion
reçue, que le bon seigle, réduit en poudre, conserve
assez longtemps toute son efficacité, circonstance
qui m'avait déjà frappé, dans mes premières expériences sur les fièvres intermittentes. J'ai même vu,
dans un cas, du seigle pulvérisé depuis *quatre* mois,
produire ses effets thérapeutiques ordinaires. La
mauvaise qualité du seigle ne tiendrait donc pas,
d'après tout ce que j'ai observé, à la pulvérisation
ancienne du grain, mais bien à l'altération de ce
dernier, au moment où on le réduit en poudre. C'est
ainsi que le seigle pulvérisé conserve toute son efficacité pendant cinq, six, dix jours et même beaucoup plus longtemps.

Une fois qu'il est prévenu de l'importance
qu'il y a, dans les cas graves surtout, à se procurer
du seigle de bonne qualité, le médecin n'aura pas
de peine à en trouver ; car il s'agit là d'un médicament commun, d'un prix peu élevé et que tout
pharmacien pourra, par conséquent, renouveler à
temps sans grand dommage.

Quelles sont maintenant les doses à employer ?

Les doses doivent varier, comme pour tout autre médicament, suivant l'âge des sujets et suivant la gravité de la maladie, et j'ajouterai, pour le cas du seigle, suivant le sexe, les femmes, en général, étant beaucoup plus sensibles que les hommes à l'action de cet agent thérapeutique.

Les doses ordinaires doivent être ou du moins celles que j'ai employées ont été de 2 à 3 gr. par jour pour un adulte et de 0,50 centigr. à 1 gr. chez les enfants de 6 à 12 ans. *Il vaut toujours mieux commencer par une dose relativement inférieure*, sauf à l'augmenter le lendemain et jours suivants. On risque de la sorte de ne pas avoir une amélioration aussi rapide que possible; mais on a l'avantage de n'occasionner aucun trouble que le médecin ou le malade puisse imputer au médicament.

Quelle que soit la dose, il vaut toujours mieux la fragmenter en quatre, six ou huit prises égales et à peu-près également distancées dans les vingt-quatre heures. Le plus souvent j'administre la dose quotidienne en quatre fois : les deux premiers quarts le matin à une heure d'intervalle l'un de l'autre et les deux autres quarts le soir, à peu près aux mêmes heures que le matin et enfin, s'il y a lieu, je prescris une ou deux petites doses supplémentaires pour la nuit. La dose totale, en un mot, doit varier suivant les effets obtenus et, tout en tenant compte de l'ensemble des symptômes, ce qui suppose toujours un contrôle plus sérieux des différents signes, on ne

saurait avoir de meilleur guide que l'état de la
température.

On peut affirmer hardiment que tant que *celle-ci
n'est pas arrivée au-dessous de 37,5, chiffre habituel
de la température normale,* on peut être dans la plus
entière sécurité. Car nous avons vu, et tous les médecins savaient déjà depuis longtemps dans quelles
circonstances l'ergot de seigle pouvait devenir dangereux : c'est lorsqu'il donne aux petits vaisseaux
une contractilité telle que les globules sanguins ne
passent plus, ce dont on est averti par des fourmillements et une sensation de froid éprouvés par le
malade, ainsi que par un abaissement plus ou moins
marqué de la température aux extrémités. Or, dans
le cas où il existe de la fièvre, on comprend qu'il
faille des doses beaucoup plus fortes (et l'expérience
le prouve, en effet), pour que pareil effet vienne à
se produire. On a même, comme je le disais tout à
l'heure, le meilleur des guides dans le chiffre de la
température normale, qu'il vaut même mieux ne
pas atteindre tout à fait.

Il m'est arrivé justement, dans quelques circonstances, d'observer chez mes malades *quelques légers
fourmillements des pieds, coïncidant avec un abaissement notable de la température,* sans que celle-ci fût
cependant au-dessous de 38° ou 37,5, *coïncidant également avec une amélioration considérable des symptômes
observés.* Or, dans ces cas, *j'ai toujours interrompu
brusquement l'administration du seigle,* sauf à la reprendre le lendemain ou le surlendemain, s'il y avait

nécessité de le faire, et même, pour peu que l'état du malade fût satisfaisant, je ne revenais plus à l'emploi de ce médicament. Or, il m'est arrivé, dans dans quelques-uns de ces cas, d'obtenir une guérison des plus promptes et tout à fait inespérée, du moins, dans des délais aussi courts. J'agissais ainsi par prudence, sachant que *la fièvre typhoïde expose par elle-même à des accidents gangréneux que je ne voulais pas avoir à attribuer ou à laisser imputer par d'autres à l'abus de ce médicament.* En procédant de la sorte, d'ailleurs, on sait toujours ce que l'on fait, et si l'on doit recourir une ou plusieurs fois à la reprise du traitement interrompu, on agit toujours en parfaite connaissance de cause et, par suite, avec une entière sécurité.

Quant au mode d'administration, il ne mérite qu'une importance secondaire, l'ergot de seigle pouvant être administré indifféremment en cachets Limousin ou en poudre, dans de l'eau, du bouillon, du vin, du café ou du sirop, de la confiture, etc., suivant le gré des malades.

On observe, en général, une très-grande tolérance pour le seigle, dans la fièvre typhoïde, même chez les femmes, et, comme par une sorte de loi providentielle, on peut dire d'une manière plus générale encore, que *tout médicament utile est généralement mieux supporté à l'état de maladie qu'à l'état de santé.* Il faut savoir cependant que, chez certaines femmes, les premières doses peuvent provoquer des nausées et même des vomissements, alors que les doses sui-

vantes, parfois plus fortes, sont parfaitement suppor-
tées. Il m'est arrivé même, pour prévenir toute
difficulté de leur part, d'annoncer ce fait à quelques
parents impressionnables, qui se font de tout un
épouvantail. Il est bien rare, d'ailleurs, qu'en admi-
nistrant des doses fragmentées, on soit témoin de
phénomènes d'intolérance vraiment dignes de ce
nom ; pour ma part, je n'en ai jamais vu de pareils.

Les effets physiologiques et les effets thérapeutiques de l'ergot de seigle se confondent, les uns
étant la conséquence des autres. C'est, en effet,
parce que le pouls se ralentit, et que la circulation
se fait mieux dans tous les organes (phénomènes
physiologiques), que les congestions hypostatiques
disparaissent de tous les organes, et que, par conséquent, le délire s'améliore ou cesse, de même que
la diarrhée, la bronchite, etc., et que l'appétit et le
sommeil reviennent (effets thérapeutiques). C'est
vraiment merveilleux, dans certains cas, de voir la
rapidité avec laquelle l'amélioration se produit et
marche de front, du côté de tous les symptômes à la
fois. C'est ainsi, pour prendre un exemple, que le
malade du n° 1, que je croyais sérieusement atteint,
qui avait de la stupeur, quelques épistaxis, de l'in-
somnie, la chaleur vive et le pouls à 132 pulsations
par minute, a eu le lendemain 100 pulsations, le
troisième jour 84, et le quatrième jour 72 pulsations,
et il n'avait pris en tout que 2 gr. 40 de seigle
ergoté (0,80 centigr. par jour). Or, dès le troisième
jour, il criait famine, et je n'ai pas osé lui accorder

ce qu'il me demandait de manger : une côtelette.
Mais, le quatrième jour, voyant tous les indices
d'une santé parfaite, je l'ai livré à lui-même, et ce
mieux s'est maintenu. Je ne puis guère comparer la
grande joie que donne la vue d'un tel changement
qu'à celle qu'on éprouve en voyant revenir à la vie
un malheureux en proie à une fièvre pernicieuse. On
assiste de part et d'autre à de véritables résurrec-
tions, et je ne saurais dire de quel côté l'on éprouve
les plus grandes satisfactions. Je ne demande pas à
être cru sur parole : qu'on veuille bien vérifier ce
que je dis, au lit des malades, et j'ose affirmer
d'avance que ceux qui auront été une fois témoins
de ce spectacle ne m'accuseront pas de m'être laissé
aller à une frivole exagération.

APPENDICE.

De quelques aperçus de thérapeutique générale, à propos d'un traitement nouveau de la fièvre typhoïde par le seigle ergoté.

Note lue au Congrès scientifique de France tenu a Clermont-Ferrand (aout 1876).

Je me propose, dans cette simple note, d'appeler l'attention de mes confrères sur un mode de traitement que j'ai employé depuis deux ans contre la fièvre typhoïde. Mais je tiens principalement à montrer que la thérapeutique, science expérimentale par excellence, ne doit rejeter *sans examen* aucun des faits nouveaux qui viennent à être signalés par les différents observateurs.

C'est une chose remarquable, en effet, de voir avec quelle défaveur sont généralement accueillis les traitements nouveaux, alors qu'il semblerait que, d'une part, la pénurie de nos ressources thérapeutiques en bien des cas, et, d'autre part, ce besoin incessant de curiosité qui est dans notre nature, dussent mériter quelque indulgence aux auteurs de nouvelles expériences.

De quoi s'agit-il dans toute innovation thérapeutique? C'est de savoir si tel ou tel agent est ou non efficace dans telle affection déterminée ou dans tel groupe d'affections ayant entre elles quelques liens de parenté. Or, que l'expérience vienne à confirmer ou non les vues de l'auteur, celui-ci n'en a pas moins rendu un véritable service à la science, en contribuant à augmenter le contingent des faits dont la multiplicité importe tant à ses progrès durables.

L'idéal que nous devrions tous poursuivre serait de pouvoir affirmer *à priori*, et en parfaite connaissance de cause, si tel agent qu'on nous présente est utile, indifférent ou nuisible dans telle ou telle affection, d'en connaître exactement le meilleur mode d'administration et le dosage préférable suivant l'âge et une foule d'autres circonstances. Il consisterait enfin à pouvoir assigner à chacun de ces agents le degré d'efficacité ou de nocuité qui lui appartient dans ces innombrables échelles de proportion. Or, plus nous aurons de faits positifs ou négatifs, plus nous serons en mesure de distinguer les lois qui les régissent, plus nous nous rapprocherons du but proposé, sans que nous puissions nous flatter cependant de jamais l'atteindre.

Comment peut-on arriver en thérapeutique, et même dans toutes les sciences, à augmenter incessamment la somme des faits qu'il nous importerait de connaître? On ne peut y arriver que par trois voies :

1° *Par l'observation,* voie étroite et difficile où ne peuvent guère entrer que les hommes doués du génie de Jenner;

2° *Par le caprice* : c'est celle que suit à ses débuts toute science libre de ses allures, alors qu'elle n'a pas encore à son service des principes assez sûrs pour se guider dans la recherche de nouveaux faits. Telles ont été toutes les sciences naturelles parvenues plus tard à leur maturité, la physique, la chimie, etc. Telle est encore aujourd'hui la physiologie expérimentale qu'aucune considération ne gêne dans ses actives recherches. Cette voie malheureusement est interdite à la thérapeutique, le caprice ne devant jamais y avoir accès, j'entends dire par là le caprice *prémédité*, le caprice *inconscient* y jouant d'ailleurs un rôle trop prépondérant. Il faut que nous ayons *une raison*, bonne ou mauvaise, et que chacun de nous suppose bonne, mais au moins *une raison*, pour administrer un remède nouveau à un de nos malades. Et ce frein, aucun législateur ne doit nous l'imposer : nous le trouvons tous au fond de notre cœur.

3° *Par le raisonnement.* C'est là une voie féconde que ne peuvent suivre avec un succès soutenu que les sciences déjà faites, en possession du moins de principes sûrs : telles sont les mathématiques, l'astronomie, la physique et la chimie, etc., etc. Le raisonnement et de longs calculs démontrent à M. Leverrier qu'il y a, quelque part, dans notre système planétaire, une infraction aux lois de Kepler et de Newton. Il assigne ce point d'avance dans le ciel et y découvre une planète que les yeux de l'intelligence avaient vue avant ceux du corps. —

Notre illustre maître, M. Wurtz, par une série d'inductions que l'on peut admirer sans les comprendre, arrive à démontrer qu'il y a toute une série d'alcools que l'on ne connaît pas. Il a recours à l'expérience et trouve la série de corps dont le raisonnement lui avait montré l'existence.

Telle est la marche des sciences faites; telle sera un jour, n'en doutons pas, celle de la thérapeutique.

Des faits, toujours des faits qui font naître de nouvelles théories; ces nouvelles théories conduisant à la recherche d'autres faits, voilà ce qu'il nous faut, jusqu'à ce que les théories allant, sans cesse en s'épurant, soient assez sûres d'elles, pour ne plus s'égarer.

La thérapeutique ne saurait donc pas échapper à cette double nécessité de recueillir des faits nouveaux et de chercher le lien qui unit les faits nouveaux aux faits anciens, trop heureuse si elle procède par des comparaisons faciles et qu'elle ait la sagesse de ne se livrer qu'aux raisonnements les plus simples.

Sans entrer dans de longs détails, sur la série de raisonnements très-simples qui m'ont guidé dans ces recherches, je dirai que j'ai été conduit à employer le seigle, après une série de comparaisons de cet agent avec d'autres agents jouissant de propriétés physiologiques et thérapeutiques semblables. Tels sont : *le sulfate de quinine*, que j'avais étudié comme *type*, puis *l'eau froide* et *l'arsenic*, et je me suis guidé

9

sans cesse, dans cette étude, sur certaines analogies
connues pour découvrir les inconnues. Pour des
raisons trop longues à énumérer et que l'on devine
sans peine, j'ai une tendance à croire que d'autres
substances pourraient se ranger dans cette même
série sédative et excito-motrice; ce seraient la rue,
la sabine, le safran, le bromure de potassium, l'eu-
calyptus globulus, l'aconit, etc., etc. Cette induction, basée pourtant sur bien des faits connus, est-
elle ou non fondée? Je l'ignore; toujours est-il que
j'ai été conduit, par une voie rationnelle, à une
nouvelle série d'expériences que je n'aurai sans
doute ni le temps ni la faculté d'exécuter dans leur
ensemble. Mais si ces expériences viennent à être
faites par d'autres, sur les données précédentes ou
autrement, elles nous apprendront toujours bien
des choses que pour la plupart nous ignorons. Nous
saurons si ces agents sont ou non utiles, dans
les fièvres intermittentes, la fièvre typhoïde, les
hémorrhagies capillaires, les congestions survenant
dans les fièvres graves ou au début des phlegma-
masies ou de la tuberculose, etc., etc., toutes choses
que nous aurions grand avantage à connaître à
fond.

Si cette théorie est fausse, elle a du moins l'avantage de bannir de la thérapeutique cet esprit
d'exclusivisme qui lui a fait et lui fait encore tant
de tort. Elle pousse même à effacer complètement
toute personnalité de l'auteur, chose si désirable
dans les sciences, comme l'a si bien dit avant mo

mon illustre maître Claude Bernard. Quel est
l'homme, en effet, qui ne sent pas sa petitesse dans
cette multiplicité de faits à explorer? Quel est celui
qui cèderait à une partialité coupable, *en abordant
l'étude des nombreux types qu'il s'agit de fixer et des
agents satellites plus nombreux encore qui doivent se
grouper autour d'eux*?

Que l'on veuille bien comparer cette méthode
à celle qui prend racine dans l'idée de spécificité
thérapeutique, doctrine mensongère et étroite qui
semble vouloir dire que chaque corps, la quinine ou
le mercure, par exemple, jouit d'une spécialité ou
d'une spécificité d'action qu'il est interdit à tout
autre agent de posséder. Il serait aussi plaisant
d'entendre dire à un grave physicien que le fer,
dans l'industrie, ne peut et ne doit servir qu'à une
chose, à fabriquer des clous!

Après ces préliminaires, j'arrive au traitement de
la fièvre typhoïde par le seigle ergoté. J'ai dit, chemin faisant, les raisons qui m'avaient porté à
l'instituer, et à l'époque où je publiais, il y a un an,
mes premières recherches sur ce point, j'ignorais
avoir été devancé par un autre observateur (1).

C'est en 1856 que le Dʳ Billiard, de Corbigny, en
a le premier parlé dans un mémoire adressé à
l'Académie de médecine, sur le *traitement abortif de
la fièvre typhoïde par l'emploi du seigle ergoté.*

_____

(1) *Nous avons vu précédemment que M. Billiard lui-même a été
devancé par M. Parola en* 1846 (*voir page* 99).

Sans vouloir rien enlever à notre honorable confrère de l'honneur qui lui revient, je ferai remarquer que le titre qu'il a donné à son travail n'était guère fait pour lui attirer des adhésions. Car la fièvre typhoïde est une de ces maladies qui, comme la rougeole et la scarlatine, passent pour avoir une évolution fatale qu'aucune puissance au monde ne saurait modifier. S'il s'était donc borné à inscrire ce simple titre : *traitement de la fièvre typhoïde*, sans la moindre épithète, il aurait dit la même chose, et personne n'aurait songé à le blâmer. Car, qui dit traitement ne veut pas dire sans doute traitement nuisible ou indifférent. Qui dit donc *traitement*, dans l'acception propre du mot, entend dire par là que ce traitement modifie avec plus ou moins de succès l'intensité des symptômes, la marche et la durée de la maladie. Dès-lors, si le traitement répond à son titre, une maladie bénigne et courte deviendra plus bénigne et plus courte, une maladie longue marchera plus vite vers la guérison, une maladie très-grave pourra devenir très-longue, mais elle aboutira au salut du malade.

Si le titre était peu séduisant, la théorie qui avait guidé notre honorable confrère l'était encore moins. On peut s'en convaincre par la lecture du rapport fait par M. Barth, sur ce travail, dans la séance du 25 octobre 1870. « L'auteur avance, dit le savant rapporteur (1), que les causes de la fièvre

(1) *Bull. de l'Acad. de méd.*

typhoïde sont au nombre de deux, l'une primitive, l'autre secondaire. La première consisterait dans l'abolition du fluide magnétique dans les plans musculaires de la vie organique. Ces muscles se trouvent alors envahis par le fluide électrique provenant du centre cérébral, fluide destiné, dans l'état physiologique, à produire la contraction musculaire en déterminant, au contact des muscles, une action électro-magnétique, action qui ne peut plus avoir lieu, lorsque les muscles cessent de produire du fluide ; ces muscles entreraient dans un véritable état de transformation, qui deviendrait la cause secondaire, et constituerait l'état typhoïde. L'auteur a compris que les propositions qui font la base de ce système avaient besoin de preuves. Dans ce but, il rappelle que dans des communications antérieures il aurait démontré :

« Que les animaux et les plantes émettent un fluide propre à chacun d'eux, différent chez tous.

« Que le muscle qui fait partie de notre organisme est doué de conditions électriques particulières et indépendantes ; qu'en effet, par les expériences auxquelles il a soumis le sperme, il est arrivé à cette démonstration facile à reproduire, que le spermatozoaire est la base primitive du muscle (il donnait ainsi, dit-il, une fonction à un animalcule dont jusqu'alors l'embryologie n'avait que faire).

« Qu'ainsi le muscle, ayant pour base un animalcule, est un organisme à part.

« Il s'ensuit, ajoute M. le Dr Billiard, que le

muscle ayant un mode électrique propre, indépen-
dant du système nerveux, si cet état électrique
vient à disparaître, le muscle ne pourra plus effec-
tuer les combinaisons organiques qui lui sont
nécessaires et qu'il entrera dans un état de transformation putride analogue à celui dans lequel il
tomberait s'il était séparé du corps. »

Puis M. Barth ajoute à son tour :

« Considérant cette théorie comme solidement
établie, M. Billiard s'appuie sur elle pour rechercher les agents doués de la propriété de rendre aux
muscles la faculté de régénérer leur force électrique, et il n'en voit qu'un seul, le *seigle ergoté*. »

Un peu plus loin, M. Barth donne un résumé des
cinq observations recueillies par l'auteur, sans se
prononcer sur le degré de confiance qu'il convient
d'accorder au diagnostic. Il m'est absolument
impossible de porter à mon tour un jugement quelconque, d'après ce simple résumé, quoique je retrouve, dans deux observations, un abaissement
notable du pouls (il tombe dans un cas de 108 à 70
en un jour — dans un autre cas de 120 à 90 en trois
jours) que j'ai observé chez presque tous mes
malades — et dans deux autres observations, la
cessation rapide du délire que j'ai observée de mon
côté plusieurs fois, et qui est également signalée
dans l'observation de M. Siredey.

La dose du seigle administrée par M. Billiard a
été, « pour un adulte, *d'un gramme en quatre prises
pour vingt-quatre heures.* »

Comme on pouvait s'y attendre, le rapport se termine par une exécution sommaire, en termes d'ailleurs fort académiques (comme il n'en sort jamais d'autres de la plume de M. Barth) de la théorie émise par M. Billiard. On pourrait trouver seulement que cette exécution a été un peu trop longue à venir (quatorze ans), si je ne devais passer pour vouloir attirer sur le savant rapporteur un blâme qui serait des plus immérités, puisqu'en tête de son rapport, qui a trait à soixante-six travaux différents, M. Barth se plaint, non sans raison, de la libéralité de l'Académie à son égard.

Personne ne saurait douter assurément, étant connus le jugement sûr, l'esprit de justice et d'impartialité du savant rapporteur, que celui-ci, tout en rejetant la théorie de l'auteur, n'eût accepté ses faits, ou du moins ne les eût soumis à un contrôle expérimental, si ces faits avaient porté le cachet d'une rigoureuse observation. Or, à défaut des considérations que je viens de développer longuement, il était bien difficile d'accorder quelque créance à des observations sans doute peu rigoureuses ou incomplètes, venant à l'appui de la théorie qu'on vient de lire.

Et cependant, je ne crains pas de dire, en me guidant sur ma propre expérience, que si on avait contrôlé ces faits, au lit des malades, seul moyen de juger une question de thérapeutique expérimentale, on aurait pu arracher à la mort des centaines, sinon des milliers de victimes.

Le temps me manque malheureusement, même pour résumer tous les faits que j'ai observés, et ce ne serait pas trop pourtant dans une question de cette importance, pour faire partager ma conviction, de donner toutes ces observations dans tous leurs détails. Mais je ne puis faire autre chose, en présence d'une impossibilité matérielle dont je subis le joug comme tant d'autres, que de faire un appel direct à ceux de mes confrères qui voudront contrôler mes assertions.

Suit une statistique portant sur quinze ans, qui figurent tous sur celle que j'ai consignée à la fin de ce travail (voir p. 141). Je me borne donc à en extraire certains renseignements que je donnais sur quelques-uns de ces faits.

Obs. III. — L'une de ces malades m'a offert une particularité intéressante que je crois devoir mentionner. Cette malade, âgée de 23 ans, qui était enceinte d'environ 3 mois 1/2, au moment où elle est tombée malade, a pu prendre 1 gr. 50 et même 2 grammes par jour de seigle ergoté pendant quinze jours consécutifs, sans faire fausse couche. Comme je soupçonnais l'état de grossesse, au début de la maladie, je m'en suis tenu à l'expectation pure et simple jusqu'à la fin du second septénaire, lorsqu'à cette époque, voyant les symptômes s'aggraver notablement et en particulier du délire survenir, j'ai cru m'être trompé, quant à l'existence de la grossesse. Craignant, d'ailleurs, que celle-ci, en admettant qu'elle fût réelle, dût être gravement compromise par la fièvre typhoïde elle-même, je me suis décidé à administrer ce médicament. Or, huit ou dix jours après le début de la convalescence, la malade a senti remuer son enfant, et j'ai constaté moi-même par l'auscultation les mouvements actifs et les battements du cœur fœtal. Pour lever tous les doutes, je dois ajouter que quatre mois plus tard, j'ai reçu une lettre m'annonçant la naissance d'un enfant venu dans d'excellentes conditions.

Obs. IV. — Chez une autre de mes malades, j'avais affaire à une complication que je considérais comme très-grave, une grossesse de sept mois. L'enfant est mort au douzième jour de la maladie et ce n'est qu'après avoir nettement constaté par l'auscultation la mort de l'enfant que j'ai institué le traitement. Or, malgré une hémorrhagie très-grave survenue le lendemain, immédiatement après l'accouchement, la malade a pu traverser la période puerpérale avec une fièvre relativement modérée (38° le matin et 39° le soir, au lieu de 39,5 le matin et 40° à 40,5 le soir. Pouls oscillant entre 88 et 96, au lieu de 116, 120 et même un jour 140). On voit que, dans ce cas, l'enfant est mort, tandis que, dans le cas précédemment relaté, l'enfant a survécu, malgré l'administration prolongée de doses moyennes de ce médicament. Je ne veux, pour le moment, tirer d'autre conclusion que celle-ci de ce double fait, à savoir qu'il ne faudrait pas trop se hâter d'accuser le seigle ergoté de la mort de l'enfant chez une femme atteinte d'une fièvre typhoïde, dans le cours d'une grossesse. Tout porte à croire au contraire que la tolérance pour le seigle ergoté existe chez une femme enceinte, aussi bien que chez les autres malades.

Je donnerai, en terminant, l'histoire succincte de deux malades qui sont morts et dont le triste sort ne saurait être imputable à la médication, comme je compte en donner la preuve.

Obs. V. — Au premier de ces malades, âgé de 20 ans, je donne au sixième jour de la maladie 2 grammes de seigle en 4 prises, dont 2 le matin et 2 le soir, à une heure d'intervalle l'une de l'autre. Or, chaque fois que ce malade prenait sa dose de médicament il vomissait, accident rare comme je l'ai déjà dit, surtout chez un homme robuste et bien constitué. Je fragmente les doses (6 au lieu de 4) : vomissements persistant, quoique moins forts. Je porte la dose à 2 gr. 50 cent.: l'intolérance redouble et jamais, à aucun moment du traitement, je n'ai noté un abaissement notable du pouls; j'ai

constaté, au bout de trois et quatre jours, 4 ou 8 pulsations
de moins seulement ou même un pouls uniforme, au lieu de
16, 20, 40 et même 50 pulsations de moins que je notais chez
la plupart de mes malades, après trois ou quatre jours de
traitement.

Je suppose dès-lors m'être trompé dans le traitement ; le
malade meurt ; je fais l'autopsie et je trouve l'intestin grêle
criblé de plaques de Peyer hypertrophiées et à divers degrés
d'ulcération.

Obs. VI. — Chez le second de mes malades morts, lequel
était aussi dans la force de l'âge, symptômes exactement
calqués sur ceux du précédent malade : même intolérance,
même persistance de l'élévation du pouls et de la température, mêmes lésions très-évidentes constatées à l'autopsie.

Je soupçonne dès-lors que le seigle, *puisé à la même
source pour ces deux malades et seulement pour ceux-là*
est de mauvaise qualité. Avant de m'en assurer *de
visu*, je l'essaie chez un malade atteint d'une fièvre
tierce type et rebelle, sans être grave. Trois doses
de 2 gr. par jour ne modifient en rien les accès. Je
veux porter la dose à 2 gr. 50 et 3 gr., et le malade
vomit après avoir pris son seigle. Je cesse l'emploi
de ce médicament, pour donner trois jours de suite
1 gr. de sulfate de quinine, et dès le second jour,
l'accès devient plus faible, tandis que l'accès suivant manque complètement.

Ayant appris par expérience avec quelle rapidité
ces doses de seigle modifient avantageusement,
même les fièvres intermittentes rebelles, j'avais dans ce
défaut d'action une nouvelle preuve bien évidente
de la mauvaise qualité du seigle employé. Je me fais
dès-lors montrer le bocal où il a été puisé et je trouve

.ce seigle vermoulu, c'est-à-dire percé de nombreux trous. Suit la description que j'ai déjà donnée (voir page 119).

Il me paraît impossible, après les précautions que j'ai prises et que je viens de relater *qu'on puisse être tenté d'inscrire ces deux cas de mort, au compte de la médication employée.* Car, autant vaudrait-il proclamer . qu'on peut indifféremment acquitter ses dettes, avec de la vraie ou de la fausse monnaie.

Pour résumer, en terminant, les principales données fournies par cette étude de physiologie pathologique, nous croyons pouvoir émettre les conclusions suivantes :

STATISTIQUE DES CAS OBSERVÉS

CAS OBSERVÉS	AGE	TRAITEMENT continué		TERMINAISONS	MARCHE ENRAYÉE	DEGRÉS DE GRAVITÉ CAS			OBSERVATIONS PARTICULIÈRES.	OBSERVATIONS GÉNÉRALES.
						de gravité moyenne	graves	très-graves		
HOMMES										
Nos 1	8	1		Guérison	1	1			Guérison en 4 jours, retour rapide de l'appétit et de la santé. Dose : 0 gr. 80 par jour.	
2	14			id.				1	Traitement institué in extremis. — Dose : de 1 gr. à 1 gr. 50 par jour pendant 8 jours.	
3	16	1		id.				1	Forme ataxique d'emblée des plus graves. Ergot de seigle au début (2 et 3 gr. par jour pendant 10 jours).	Dans les 3 cas de moyenne gravité,
4	20	1		Mort					Lotions froides plus tard. — Durée de la maladie : 7 semaines.	marche de la maladie a été enrayée.
5	24	1		id.				1	Emploi de seigle ergoté de mauvaise qualité. — Intolérance causée par le médicament qui n'a produit aucun de ses effets physiologiques.	
6	9	1		Guérison	1	1			Idem.	Idem.	Sur 11 cas graves : dans 4, la marche
7	8		1	id.			1		Guérison en 5 jours. — Marche, comme dans une fièvre bénigne. — Dose 0 gr. 80 par jour.	de la maladie a été également enrayée,
8	10	1		id.			1		Cessation du délire et retour d'un sommeil calme immédiatement après les premières doses du médicament : 0 gr. 80 par jour.	dans 7, les symptômes ont été amendés.
									Traitement continué pendant 3 semaines, avec 3 interruptions de 2 jours chacune. — Dose moyenne 0 gr. 80 par jour.	
9	6	1		id.	1	1			Forme rachis grave. Douleur du rachis très-vive, ressentie spontanément. Cessation immédiate de ce symptôme, dès l'administration des premières doses. — Guérison en 4 jours. — Dose quotidienne 0 gr. 80.	Les 4 premiers cas de formes graves ont été observés chez des enfants dont le plus âgé (no 13 femmes) ne dépassait pas 12 ans.
10	10	1		id.				1	Forme adynamique grave, transformée en forme bénigne. — Doses : 0 gr. 80 et 1 gr. par jour pendant 10 jours.	
FEMMES										Des 10 cas très-graves, 7 se sont terminés par la guérison et 1 par la mort, dans les 2 autres cas la mort ne pouvant être imputée à la médication.
Nos 1	7	1		Guérison		1			Guérison en 5 jours. — Dose quotidienne : 0 gr. 60.	
2	15		1	id.				1	Forme adynamique des plus graves. — Traitement institué in extremis. — Doses 2 et 3 gr. pendant 1 mois. — Lotions froides.	
3	18		1	id.				1	Idem.	Durée totale de la maladie : 8 semaines.	Le cas unique, traité pendant la période prodromique, me paraissait appartenir un cas très-grave.
4	25	1		id.				1	Traitement institué pendant la grossesse. Enfant né plus tard, à terme, vivant. — Doses : 1 gr. 50 par jour pendant 15 jours.	
5	16	1		id.			1		Forme grave transformée en forme de moyenne gravité. — Doses : 1 gr. 50 à 2 gr. 50 par jour.	Sur les 9 cas dans lesquels la marche de la maladie a été enrayée, 5 appartiennent à des formes de moyenne gravité et 4 à des formes graves.
6	26		1	id.					Malade morte UNE ANNÉE plus tard, de pneumonie.	
7	11	1		id.	1	1			Fièvre pendant la grossesse. — Enfant mort dans l'utérus, avant que le traitement fût commencé. — Doses 1 gr. 50 à 2 gr. pendant 10 jours.	
8	10	1		id.				1	Forme ataxique d'emblée, en apparence grave et même très-grave. — Enfant vigoureux. — Guérison en 2 jours.	
9	17	1		id.				1	Deux doses de 1 gr. chacune, pendant — deux jours seulement.	
									Marche d'une forme de moyenne gravité. — Durée : 26 jours. — Doses de 1 gr. 50 à 2 gr. 50 par jour.	
10	18	1		id.		2			Forme adynamique grave, transformée en forme de moyenne gravité. — Durée : 20 jours. — Doses : 2 gr. par jour en moyenne.	
									Forme ataxo-adynamique très-grave. — Épistaxis très-abondantes. — Doses de 2 à 3 gr. par jour pendant un mois, avec trois interruptions de 1 et 2 jours chacune.	
11	11	1		id.		1			Très-grande gravité apparente des symptômes. — Guérison en 6 jours. — Dose quotidienne : 0 gr. 80.	**MORTALITÉ GÉNÉRALE**
12	17	1		id.				1	Malade non alitée. — Typhus ambulatorius de 7 semaines de durée. — Doses de 1 gr. 50 à 2 gr. 50 par jour, pendant 6 semaines, avec de fréquentes interruptions de quelques jours.	1/24 ou un peu plus de 4 p. 100
13	13	1	1	id.	1	1			Guérison en 5 jours. — Doses : 0 gr. 80 pendant 4 jours et 1 gr. pendant 3 jours.	
14	7	1		id.					Symptômes graves en apparence. — Guérison en 5 jours. — Doses : 0 gr. 60 par jour.	
15	18	1		Mort				1	Expectation pendant la période prodromique de 6 semaines. — Seigle employé, de très-bonne qualité — Doses de 2 à 3 gr., par jour.	
16	19	1		Guérison	1	1			Diminution très-rapide des symptômes, dès les premières doses qui ont varié de 1 gr. 50 à 2 gr. pendant 8 jours consécutifs.	
TOTAUX		1	19	6		9	5	11	10		

CONCLUSIONS.

1° La fièvre typhoïde consiste primitivement dans un empoisonnement causé par un principe extérieur inconnu, lequel ne tarde pas à produire un certain degré d'impuissance *dans le système musculaire tout entier* ;

2° Tout semble prouver que l'origine de cet affaiblissement général, pour les muscles de la vie de la relation et pour le cœur, c'est-à-dire *pour le système musculaire presque tout entier*, est due à une *altération particulière et parfaitement décrite des fibres musculaires.* — Il est tout naturel de supposer dès lors que, dans les *vaisseaux*, seules parties où cette lésion n'ait pas été décrite, *les troubles fonctionnels dont les fibres musculaires de ces vaisseaux sont manifestement le siége*, se rattachent à *l'existence de la même altération* ;

3° Ces troubles fonctionnels consistent : pour les muscles de la vie de relation, en un sentiment de brisement et de fatigue, et pour le cœur et les vaisseaux, *en des troubles circulatoires dus à un défaut ou du moins à une diminution de tension dans tout le système vasculaire* ;

4° Il suit de là que le sang, ne circulant plus *en conduite forcée*, cède à l'influence de la pesanteur et a une tendance à osciller, tant dans les artères que dans les veines, pour se porter surtout vers les capillaires qui se laissent distendre par les globules sanguins poussés avec moins de force par le cœur et les artères ;

5° L'hématose se faisant ainsi d'une manière insuffisante, on voit se développer *des phénomènes d'une asphyxie lente et progressivement plus marquée*;

6° Les stases sanguines produites par le mécanisme indiqué ci-dessus ne tardent pas à amener *une altération manifeste des globules sanguins*, altération qui agit dans le même sens que celle qui est due à l'agent morbide extérieur;

7° Un second empoisonnement *de même nature* succède donc au premier et devient d'autant plus dangereux qu'il existe plus de globules rouges, que le sujet est plus fort. — Ainsi s'explique l'augmentation progressive des symptômes observés primitivement;

8° Il y a donc dans la fièvre typhoïde deux empoisonnements successifs *à la production desquels l'action des nerfs vaso-moteurs reste tout à fait étrangère* : le premier se rattachant à l'influence d'un agent extérieur à l'organisme et le second à celle d'un agent développé dans l'organisme lui-même. — Ces deux agents appartiennent, en conséquence, à une même série physiologique, à la série *des débilitants musculaires ou des agents myo-paralytiques*;

9° L'analyse physiologique des lésions et des symptômes de la fièvre typhoïde prouve que *la vitesse de la circulation* DIMINUE, *à mesure que les batte-ments du cœur* S'ACCÉLÈRENT, *et vice versa*;

10° *L'état typhoïde* qui complique diverses affections morbides dépend d'une *altération globulaire consécutive à des stases sanguines* dont la cause peut varier et doit être recherchée dans chaque cas;

11° *L'expérience clinique, d'accord avec les données précédentes*, démontre que *divers agents toni-musculaires ou excito-moteurs* jouissent, dans le traitement de la fièvre typhoïde, d'une efficacité réelle, quoique à un degré variable et que ce traitement est d'autant plus rapidement suivi de succès qu'il est institué de meilleure heure;

12° *A défaut de ces agents, les émissions sanguines* peuvent être utiles au début, en évacuant une partie des globules sanguins altérés et en diminuant le nombre de ceux encore sains qui ne tarderaient pas à s'altérer.

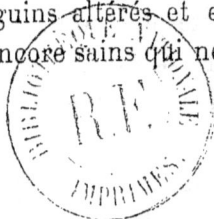

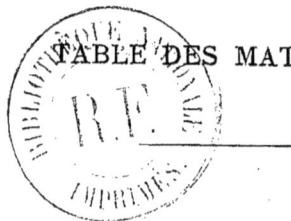

TABLE DES MATIÈRES

Paris. A. PARENT, imprimeur de :: Faculté de Médecine, rue Mr-le-Prince ::.

NOUVELLES PUBLICATIONS DE LA LIBRAIRIE V. ADRIEN DELAHAYE ET Cie

Des diarrhées chroniques, et de leur traitement par les Eaux de Plombières, par le docteur BOTTENTUIT, ancien interne des hôpitaux de Paris, rédacteur en chef de la *France Médicale*, médecin consultant aux eaux de Plombières, etc. in-8° 2 fr.

Guide médical aux Eaux de Plombières, par les docteurs BOTTENTUIT et HUTIN, avec 18 gravures et un plan des environs. Edition Diamant, reliée 3 fr.

Traité pratique des maladies des reins, par S. ROSENSTEIN, professeur de clinique médicale à Grœningue, Traduit de l'allemand par les docteurs BOTTENTUIT et LABADIE-LAGRAVE, 1 vol. in-8 .... 10 fr.
  Cartonné .... 11 fr.

Le diabéte sucré et son traitement diététique, par A. CANTANI, professeur et directeur de clinique médicale à l'Université royale de Naples. Ouvrage traduit et annoté par le Dr H. CHARVET. 1 vol. in-8, avec 3 planches. Broché .... 8 fr.

Maladies chirurgicales du pénis, par J.-N. DEMARQUAY, chirurgien de la Maison municipale de santé, membre de l'Académie de médecine. Ouvrage publié par les docteurs G. VŒLKER et J. CYR. 1 vol. in-8, avec figures dans le texte et 4 planches en chromolithographie. Broché .... 11 fr.
  Cartonné .... 12 fr.

Leçons de clinique médicale, faites à l'hôpital de la Charité, par le professeur JACCOUD. 1 fort vol. in-8 de 878 pages, avec 29 figures et 11 planches en chromolithographie, avec un joli cartonnage en toile .... 16 fr.

Leçons de clinique médicale, faites à l'hôpital Lariboisière par le professeur JACCOUD 2° édit. 1 vol. in-8 accompagné de 10 planches en chromolith. Cartonné. 16 fr.

Traité d'anatomie descriptive, avec figures intercalées dans le texte, par PL.-C. SAPPEY, professeur d'anatomie à la Faculté de médecine de Paris, etc. 3° édition entièrement refondue, 4 vol. in-8. 1876-1877 .... 60 fr.
  Cartonné .... 65 fr.
  Quelques exemplaires sur papier vélin. .... 80 fr.

Leçons de clinique obstétricale, professées à l'hôpital des Cliniques, par le Dr DEPAUL, professeur de clinique d'accouchements à la Faculté de médecine de Paris, membre de l'Académie de médecine, rédigées par M. le D^r DE SOYRE, chef de clinique, revues par le professeur. 1 vol. in-8, avec figures intercalées dans le texte .... 16 fr.

Clinique médicale, par le Dr GUENEAU DE MUSSY, médecin de l'Hôtel-Dieu, membre de l'Académie de médecine, etc. 2 vol. in-8 .... 24 fr.

Traité pratique des maladies du larynx, précédé d'un Traité complet de laryngoscopie, par le D^r CH. FAUVEL, ancien interne des hôpitaux de Paris. 1 vol. in-8, avec 144 figures dans le texte et 20 planches, dont 7 en chromolithographie. Broché .... 20 fr.
  Cartonné .... 21 fr.

L'ancienne Faculté de médecine de Paris, par M. CORLIEU. 1 vol. petit in-8, de 283 pages. 1877 .... 5 fr.

Les causes de la gravelle et de la pierre étudiées à Contrexéville pendant neuf années de pratique médicale, par DEBOUT. 1 vol. in-8 de 138 pages avec 32 figures dans le texte. 1876 .... 3 fr.

Essai sur les variations de l'urée et de l'acide urique dans les maladies du foie, par GENEVOIX. In-8 de 107 pages. 1876 .... 2 fr. 50

Traité d'anatomie pathologique, par M. LANCEREAUX, professeur agrégé à la Faculté de médecine de Paris, médecin des hôpitaux, etc. Tome 1er. Anatomie pathologique générale. 1 fort vol. in-8 de 838 pages avec 267 figures intercalées dans le texte. 1877. 20 fr. Cartonné. .... 21 fr.

Leçons sur les affections de l'appareil lacrymal comprenant la glande lacrymale et les voies d'excrétion des larmes, par MM. PANAS et CHAMOIN. 1 vol. in-8 avec figures dans le texte. 1877 .... 5 fr.

Leçons cliniques sur les maladies du cœur, professées à l'Hôtel-Dieu de Paris, par M. BUCQUOY. *Troisième édition*, 1 vol. in-8 de 170 pages, avec figures dans le texte, cartonné en toile. 1873 .... 4 fr.

Leçons cliniques sur la syphilis étudiée plus particulièrement chez la femme, par M. Alfred FOURNIER, professeur agrégé, médecin de l'hôpital de Lourcine. 1 fort vol. in-8 avec tracés sphygmographiques. 1873. Br. 15 fr. Cart. .... 16 fr.

Fracastor : la Syphilis, 1530 ; le Mal français, 1546, par M. Alfred FOURNIER ; traduction et commentaire. 1 vol. in-12 de 210 pages. 1870... 2 fr. 50

A. PARENT, imprimeur de la Faculté de Médecine, rue M.-le-Prince, 31.